ゲノム時代のがん治療

再発・転移・治療抵抗性の戦略

遺伝子解析・幹細胞から
免疫治療・陽子線まで

医学博士 **星野泰三** ／ 博士(学術) **吉田朋子** 著

青月社

推薦のことば

帯津三敬病院　名誉院長
帯津良一

ゲノム医療がプレシジョン・メディスンを可能にする

　かつて定年退職を目前にしたロンドンは王立ホメオパシー病院の
アン・クローバー女医先生に、「いま、胸中に去来するものは？」と尋
ねてみた。彼女がこの病院のがん治療グループのヘッドとして活躍
してきたことを知ったからである。

　「そうですねぇ……がんほどミステリアスなものはありません
ねぇ……だから何をやってもいいのですよぉ……」

　我が意を得たりとはこのことだ。

　一方、米国はアリゾナの統合医学の先駆者であるアンドルー・ワイ
ル博士は「絶対に効かないという治療はない。絶対に効くという治療
もない」と言う。

　どちらも現場で苦労している私たちにほのぼのとした気持ちを抱
かせてはくれる。そこに夢とロマンそして無限の可能性を感じ取る
ことができるからである。

　しかし、現実はきびしい。同じ臓器の同じ組織のがんに同じ化学療
法あるいは同じ免疫療法を用いても、効果はさまざまなのである。見

事に治る人もいればまったく歯が立たない人もいるのである。

　なぜなのか。それは同じ肺がんなら肺がんであっても原因となる遺伝子はいろいろなので、それぞれに対応した薬剤を用いるべきなのである。つまり個人差を踏まえたがん治療が要求されるのである。

　これに応えるべきこれからの医療こそ、本書がすすめる「ゲノム医療」なのだ。ゲノムとはGENOM。遺伝子の総体をいう。ゲノム医療では、その原因となる遺伝子を特定することによって、それにマッチした治療を選択することが可能になり、患者さん一人ひとりにあった「個別化医療（プレシジョン・メディスン／Precision Medicine)」を実現することができるのである。夢とロマンに強固なる足場が与えられたと言ってもよいだろう。長い医療の歴史に、いまや大いなる飛躍の時が訪れようとしているのである。

　われら胸を躍らせ諸手を挙げて、これを迎えようではないか。

　最後に、本書を著した、畏友星野泰三氏の知識と見識そしてあくなき情熱にあらためて深甚なる敬意を捧げたい。

◉はじめに◉

遺伝子解析による最適化がん治療の時代

近年の遺伝子検査技術やAI の進歩により、適確で信頼性の高いがん治療が始まっています。そこには個人差が十分加味され、その人個人にとって、何が必要か・効果があるかを事前に知ることができます。

ポイント
遺伝子情報による治療精度の向上
血液で検査するリキッドバイオプシー
シャープな治療で副作用も軽減し、十分な社会生活を叶える

今までの標準的ながん治療ではがん種ごとに決まった化学療法剤・分子標的剤を選ぶことが通例でした。しかし、患者さんの個人差を考慮しない方法のため、その抗がん効果を十分に発揮することができず、かえって副作用も顕著でした。同様に、免疫治療で使用されるペプチドワクチンもがん種により決まっているため、従来の免疫治療の効果もけっして満足が得られたわけではありません。

そこで、私はペプチドワクチンの精度を上げるように個人差やがんの変化に対応できる変動型の樹状細胞を取り入れてきました。さらに精度を上げるにはがん細胞の刻々と変化する情報が必要です。当初、手術したがん組織や生検したがん組織から遺伝子情報を取り入れて、データベース化することで、最も効果が期待できる化学療法剤・分子標的薬・ペプチドワクチンを選ぶことが世界各地でスター

トしました。以前のようながん種固定型の抗がん剤治療や免疫治療よりも遥かに優れた効果を発揮しました。

　しかし、がん組織から情報を得るには2つの問題点があります。1つ目は簡単にがん組織を入手できないという点です。特に、手術をしていない患者さんの場合極めて困難です。2つ目はがん細胞の情報や性質は刻々と変化します。半年以上前に得たがん組織の情報や性質から導かれる抗がん剤やペプチドワクチンでは現在のがん細胞に対して効力を発揮できない可能性があります。しかし、情報を得るために頻回に手術や生検をする訳にはいきません。そこで、最近注目されているのが血液を用いた「リキッドバイオプシー」です。

　これはがん細胞が遊離した血液中の微量のDNAを精査することでがんの遺伝子情報が得られる画期的検査法です。まさに、ゲノム解析の技術革新の賜物といえます。わずかな血液でできる検査ですので、体に大きな負担をかけることなく必要に応じて行うことができます。これにより、抗がん剤治療でも免疫治療効果の精度を上げることができ、かつ不必要な治療や副作用を減少させることができます。

　このリキッドバイオプシーはがん治療における治療法の選定、すなわち、適応薬剤やペプチドワクチンの選定のほか、治療効果の判定、再発の早期発見、さらにはがんの早期診断への期待も高まっています。がん治療においては最近評価が上がっている免疫新薬にこのリキッドバイオプシーを取り入れることで、より早く、より適確にがん治療を遂行できる時代になってきました。

星野泰三

ゲノム時代のがん治療 CONTENTS

推薦のことば 2

はじめに 4

第1章 新時代のプレシジョン（個別化）医療 13

1 さまざまな細胞に情報伝達する新物質を発見 14
ゲノム医療は患者さんにあった治療を実現できる 14
エクソソームはさまざまな細胞から分泌される 14
細胞間情報伝達媒体として注目されるエクソソーム 15
がん細胞の増殖を抑える 15
エクソソームによって細胞の機能がアップする 16
エクソソームは細胞の老廃物ではない 18
エクソソームは細胞の抑制・活性化の2種類ある 18
エクソソームの応用は広がりつつある 18

2 治療において免疫遺伝子の解析が必須 20
免疫細胞が活躍できる環境を整えることが大切 20
免疫とがんの遺伝情報が大切 20
がんを消すピンポイントのスイッチ 21
細胞の変化を動的に追う「シングルセル解析」 21

3 プレシジョン医療の実施に必要なこと 23
がんの変遷を理解すること 23
コールド・トゥモアの状態を活性化する 23
免疫微小環境の多様性を解析して治療に結びつける 24

4 ゲノム解析で自己消去するポイントを見つける 26
新生抗原に合ったワクチンをつくる 26

がんを消すスイッチは必ずある……………………………………26

5 適確にがん細胞を攻撃する …………………………………29
がんの新生抗原を目印にして治療する ……………………………29
新生ペプチドワクチンで治療効果がアップする ……………………29
HLAは抗原のマイナンバー ……………………………………………30
HLAの働きはNK細胞の抑制と活性化 ………………………………30
HLAを手がかりにがんを攻撃する ……………………………………32
抗PD-1抗体の有効性を知る ……………………………………………32
T細胞抗原受容体ががんを認識する ………………………………33
T細胞の種類が多いほど攻撃力がアップする ……………………33

6 がん治療の新時代がやってきた ………………………………35
免疫治療でがんを治す時代になった ………………………………35
免疫にブレーキをかけるPD-L1 ………………………………………35
免疫のブレーキをはずす抗PD-1抗体 ………………………………36

第2章 **がん幹細胞の攻略が
がん治療の決め手** …………………………39

1 がん幹細胞は子細胞をつくって増殖する ……………………40
がん幹細胞をやっつければがんは死滅する ………………………40
がん幹細胞と子細胞は遺伝子構成が違う …………………………40
順応性が高く生き続ける幹細胞 ……………………………………42

2 がん幹細胞のパワーはモンスター級に強力 ……………………43
がんの細胞群には上下関係がある ……………………………………43
がん幹細胞は爆発的な変化で誕生する ……………………………43

3 がん幹細胞を効率的に根絶させる ・・・・・・・・・・・・・・・45

G0期のがん細胞は子細胞に働かせて環境づくりさせる ・・・・・・・・45

がん幹細胞は子細胞を働かせて増殖する ・・・・・・・・・・・・・45

がんの子細胞ではなく、がん幹細胞を根絶させる ・・・・・・・・・・46

がん幹細胞を根絶させる2大戦略 ・・・・・・・・・・・・・・・48

がん幹細胞を兵糧攻めにするのは間違い ・・・・・・・・・・・・・50

4 がん幹細胞の驚くべき能力 ・・・・・・・・・・・・・・・・・51

がん幹細胞が生き残る理由 ・・・・・・・・・・・・・・・・・51

スーパーコンピューター並の伝達経路 ・・・・・・・・・・・・・51

がん幹細胞が生き延びるための裏ワザ ・・・・・・・・・・・・・53

エピジェネティックで免疫や抗がん剤から逃れるがん幹細胞 ・・・・・・54

遺伝子発現をコントロールしている ・・・・・・・・・・・・・・55

5 老化細胞ががん幹細胞に変化していく ・・・・・・・・・・・・・56

がん化に関わっているテロメアと細胞老化 ・・・・・・・・・・・・56

老化細胞から分泌される有害物質ががん化を進行 ・・・・・・・・・・56

老化細胞を放置しておいてはいけない ・・・・・・・・・・・・・・57

細胞老化に託された役割とは ・・・・・・・・・・・・・・・・・58

6 代謝系を利用してがん幹細胞は増殖 ・・・・・・・・・・・・・・61

がん幹細胞は生きやすいように代謝を変える・・・・・・・・・・・・61

ワールブルグ効果ががん細胞の生存と増殖に必要 ・・・・・・・・・・61

がん幹細胞はグルコースを効率的に利用している ・・・・・・・・・62

酸素や栄養が十分でもHIF-1をだして陣地を大きくする ・・・・・・・・64

ポリアミンの総量を調節してがん幹細胞は生存する ・・・・・・・・・65

7 がん撲滅のために続けられる研究 ・・・・・・・・・・・・・・66

がん幹細胞の研究は日進月歩 ・・・・・・・・・・・・・・・・66

成体幹細胞が見つかったことにより研究が進歩 ……………………68
期待されるがん幹細胞の研究 …………………………………………68

8 強力なパワーとずる賢さをもつがん幹細胞 …………………………70
がん幹細胞が生まれる3つのケース…………………………………70
遺伝子変異でがん幹細胞が生まれる ………………………………72
がん幹細胞の生存環境が問題 ………………………………………73

第3章 免疫チェックポイント阻害剤が治療効果を劇的に上げる …………………………75

1 免疫チェックポイント阻害剤が最新治療に活きる …………………76
免疫チェックポイント分子の発見が大きい …………………………76
がん細胞は護身のために利用している …………………………………76
T細胞の90%は死滅する …………………………………………………78
がん細胞は自分を守るためにブレーキをかける…………………………80
がん細胞は樹状細胞にまで働きかけている …………………………80
劣化した樹状細胞はつねにブレーキを踏んでしまう ……………………82
新しい免疫療法はブレーキを解除させる ……………………………83

2 腫瘍間質はがんの支配下にある ……………………………………84
がんの組織は間質細胞を知ることから始まる…………………………84
腫瘍間質はがんのために働く ……………………………………………84
腫瘍間質がバリアになっていた…………………………………………86

3 3種類の免疫抑制細胞が免疫細胞の攻撃を阻止…………………87
炎症性物質と酸化物質が免疫の働きを阻害している …………………87
悪玉マクロファージががんをサポートしている …………………………87
MDSCががん化すると細胞の分化が阻害される ………………………90

9

がんを殺す制御性T細胞が免疫機能を無力化する……………………90

3つの免疫抑制細胞を抑える………………………………………………91

4 免疫系を無力化する免疫抑制細胞 …………………………………92

免疫抑制因子は正常な免疫系からの攻撃を阻止 …………………92

炎症性物質が悪液質を誘発する …………………………………92

T細胞の働きや増殖を抑制する因子………………………………94

5 炎症性物質がJAK-STAT経路を乱している…………………………97

JAK-STAT経路の活性化 …………………………………………97

JAK-STAT経路の不活性化は異常行動を誘発 …………………97

阻害薬で新薬の効果も上がる …………………………………98

第4章 T細胞の疲弊解除に 抗PD-1抗体が必須………………… 101

1 Tregは免疫を抑制してがんの成長を助ける …………………… 102

Treg（制御性T細胞）が免疫細胞治療の効果を低下させる ………… 102

がんとTregは親分子分のような関係 ……………………………… 102

がん支配下のTregはT細胞の燃料を消費する …………………… 103

進行がんではTregの除去が必要 ………………………………… 103

抗CCR4抗体薬は副作用に注意 ………………………………… 104

2 免疫細胞が疲弊するとがんを攻撃しなくなる …………………… 107

CTLが疲弊するとがんへの攻撃ができない …………………… 107

樹状細胞の疲弊は全身の免疫力も低下させる ………………… 108

同じ細胞を攻撃し続けてもCTLは疲弊する…………………… 108

細胞表面マーカーの解析で疲弊分子がわかる ………………… 108

T細胞の疲弊解除には負のシグナルを抑制する ……………………… 110

第5章 個別の新生ペプチドワクチン合成 ………… 113

1 期待されるエクソソームの治療への応用 ……………………… 114
エクソソームの情報は悪い細胞にも運ばれる …………………… 114
エクソソームの伝達力には目を見張るパワーがある ………………… 115
未熟型と成熟型の樹状細胞ではエクソソームの作用が異なる ……… 115
エクソソームは免疫細胞の強力な武器になる ……………………… 116
多くの局面で関わっているエクソソーム ………………………… 116
がん細胞のエクソソームは免疫促進作用もある ………………… 122
進行がんでは免疫抑制的に働くエクソソーム …………………… 123
がん細胞由来のエクソソームは抗腫瘍免疫応答を誘導 …………… 123
リキッドバイオプシーによる治療への応用は間近 ……………… 124

2 がんの状態を把握してペプチドワクチンを合成 ………………… 125
がん組織に存在するヒエラルキーが障害になっている …………… 125
がんが形成される3段階のメカニズム ……………………………… 125
免疫細胞にペプチドワクチンを搭載する治療 …………………… 126
血液から生のがん情報を取得してワクチンを合成 ……………… 127

3 患者さんごとに新生ペプチドワクチンを合成 ………………… 128
精度の高い免疫細胞療法 …………………………………………… 128
早期がんはアポトーシスへ誘導 ………………………………… 128
がん細胞にも正常細胞だったときの記憶がある ………………… 129
新生抗原はがん免疫細胞治療の標的 ……………………………… 129
注目される個別化がん免疫細胞治療 ……………………………… 130
末期がんでは隠れている抗原ペプチドを誘い出す ……………… 130

末期がんで新生抗原を表出させるのは間違っていない ·············· 131

4 最新の技術力による治療法が期待される ················· 132
がん免疫サイクルを理解して治療法を開発 ················ 132
T細胞ががんを攻撃する5ステップ ···················· 132
免疫解析のあとで 適切な治療を行う ···················· 133
高い効果が期待できるすぐれた技術 ··················· 134

5 ワクチンの効果を高めるアジュバント ·············· 139
アジュバントで強力な免疫応答を誘導する ················ 139
自然免疫と獲得免疫の活性化がアジュバント ··············· 139
ワクチンの効き目を高めるアジュバント ················· 140
樹状細胞の機能に着目したアジュバントがある ·············· 141
強い抗がん効果を誘導するアジュバントがある ·············· 142

第6章 陽子線治療によるICD （免疫原性細胞死） ····················· 145

1 免疫治療と陽子線治療の複合的がん治療 ················ 146
1 アブスコパル効果とその測定 ···················· 146
2 陽子線治療 ······························ 148
3 ICD（免疫原性細胞死） ······················ 151
4 複合的がん治療 ·························· 152

おわりに ································· 156

第 1 章

新時代のプレシジョン
（個別化）医療

1 さまざまな細胞に情報伝達する新物質を発見

ゲノム医療は患者さんにあった治療を実現できる

　近年「ゲノム医療」ということがよく言われるようになりました。ゲノムとは、遺伝子「gene」と、総体を意味する「-ome」を合わせたドイツ語由来の造語で、DNA に含まれる遺伝子情報のすべてを指しています。つまり、ゲノムは体をつくるための設計図のようなもので、それらを網羅的に調べて、その結果をもとにして、より効率的、より効果的に病気の診断と治療などを行うのがゲノム医療です。

　例えば、同じ「肺がん」であっても、原因となる遺伝子はさまざまですから、それに対応する薬剤も異なります。ゲノム医療では、その原因となる遺伝子を特定して、より最適な治療を選択することが可能となり、患者さん一人ひとりにあった「個別化医療（プレシジョンメディシン）」を実現することができます。

エクソソームはさまざまな細胞から分泌される

　そんななかで今注目されているのが「エクソソーム」です。

　エクソソームとは、一言でいうと「生理活性を持つ分子の複合体」。さまざまな細胞から分泌される直径30〜200nm（ナノメートル／10億分の1メートル）の小型の膜小胞で、血液や尿、髄液など、ほとんどの体液に存在しており、多胞性エンドソームと呼ばれる細胞内小胞の中でつくられ、その多胞性エンドソームが細胞膜と融合することにより、細胞外へと放出されます。

　エクソソームには、エンドソーム由来のタンパク質や細胞内輸送に関与するタンパク質、細胞膜由来のタンパク質をはじめとする、さまざまな分泌細胞由来のタンパク質や、mRNA（メッセンジャー

RNA)、microRNA（マイクロRNA）、分泌細胞の細胞膜やエンドソーム膜由来の脂質が含まれています。そのため、分泌された元の細胞の特徴を反映していると考えられています。

細胞間情報伝達媒体として注目されるエクソソーム

長年「細胞のゴミ箱」と考えられ、細々と研究されてきたエクソソームですが、2007年にmiRNAが含まれることが初めて報告されて以来、生物学や医学の世界で大きなトピックとなり、この10年の間に「エクソソーム研究熱」がどんどん高まっています。

エクソソームの重要な機能として注目されているのは、「細胞間の情報伝達」です。

すなわち、分泌されたエクソソームが、受け取り側の細胞の表面にある受容体に作用して、シグナル伝達を引き起こすことや、細胞内部に取り込まれたエクソソームの内容物（mRNA、microRNA、タンパク質など）が、受け取り側の細胞で機能することが考えられるのです。

具体的には、例えば、感染性病原体や腫瘍に対する免疫応答の媒介、組織修復、神経伝達や病原性タンパク質の運搬などの役割です。

がん細胞の増殖を抑える

エクソソームは、さまざまな病気に関わっていると考えられますが、その代表が「がん」との関係です。がん細胞から分泌されるエクソソームは、がん細胞の生存、悪性化、増殖、転移などに関与し、がん細胞に有利に働くように機能しています。

がん患者さんでは、がんの特徴を有するエクソソームが、血液中に増えていることが明らかになってきています。

さて、がんは自律的で無秩序な増殖を行うという特性を持っています。ですから、増殖はがんにとって最も基本的なステップだという

ことができます。しかし、その増殖能力は、がん細胞によってさまざまで、周囲の環境など種々の因子にも影響されます。そして、この因子の１つがエクソソームなのです。

「増殖に関わるエクソソーム」はすでに多数発見されており、例えば、胃がん細胞由来のエクソソームが、自己分泌的に同細胞へ作用し、P13K／AktやMAPK／ERKという経路を活性化して、がん細胞の増殖を促進することが報告されています。また、膀胱がん細胞から分泌されたエクソソームが、がん細胞のアポトーシスを抑制し、増殖を促進させることを示すなど、同様の報告が多数あります。

　ちなみに、正常な前立腺細胞が分泌するエクソソームに含まれたmiR-143と呼ばれる分子が、前立腺がん細胞の増殖を抑えるという、興味深い報告もあります。

エクソソームによって細胞の機能がアップする

　同様に、「浸潤に関わるエクソソーム」、「血管新生に関わるエクソソーム」、「治療抵抗性に関わるエクソソーム」、「転移に関わるエクソソーム」、「再発に関わるエクソソーム」も確認されています。

　いくつか例をあげておきます。

　線維芽細胞から分泌されたエクソソームを乳がん細胞が受け取ると、乳がん細胞の遊走能、浸潤能が上昇します。同じく、脂肪組織由来間葉系幹細胞から分泌されたエクソソームを乳がん細胞が受け取ることによっても、遊走能、浸潤能が上昇します。

　また、神経膠芽腫、大腸がん細胞、腎細胞がん、乳がん細胞から分泌されたエクソソームを血管内皮細胞が受け取ると、それぞれ機序は異なりますが、血管内皮細胞の増殖促進や血管新生が起こります。

　免疫療法や化学療法、放射線療法などの治療抵抗性獲得では、例えば、エクソソームに含まれているMDR1／P糖タンパク質という分

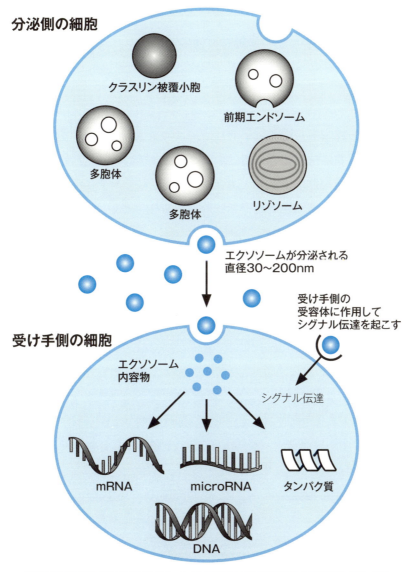

子はドセタキセルに対する抵抗性を、miR-21 という分子はパクリタ
キセルに対する抵抗性を獲得します。

エクソソームは細胞の老廃物ではない

免疫細胞の情報伝達にもエクソソームが関わっていることがわ
かっています。

エクソソーム研究が活発化するさらに10年ほど前の1996年には
すでに、B細胞が分泌するエクソソームに含まれるMHCクラスⅡ分
子が、T細胞に抗原提示するというデータが発表されています。これ
は、それまで細胞の老廃物と考えられ、ほとんど無視されていたエク
ソソームに、生理活性が見出された重要な報告といえるでしょう。

エクソソームは細胞の抑制・活性化の2種類ある

がん細胞は、免疫応答から逃避するために、免疫細胞に対して抑制
的に働くエクソソームを分泌します。しかし、それだけでなく、免疫
細胞を活性化するエクソソームを分泌していることも確認されてい
ます。

例えば、がん細胞が分泌したエクソソームに存在するHSP70（熱
ショックタンパク質70）は、NK細胞（ナチュラルキラー細胞）の細胞
傷害性を上昇させること、また、がん細胞由来のエクソソームがマク
ロファージを活性化し、腫瘍壊死因子（TNF）の産生を促進させるこ
となどがわかっています。

従って、がん治療においては「免疫抑制のエクソソームは抑え、免
疫促進作用のあるエクソソームは利用する」ことが重要となります。

エクソソームの応用は広がりつつある

エクソソームの機能が明らかになるにつれ、近年ではその機能を

応用した病気の診断法や治療法の開発が盛んに行われています。

　リキッドバイオプシー（体液による生検）の診断マーカーとしての利用もその1つです。例えば、がん患者さんの場合なら、血中にがん由来のエクソソームが存在していますから、それを検出することでがん診断ができると期待されているのです。

　一方、エクソソームが内包する物質を安定的に運搬するという細胞間情報伝達の機能に着目した治療標的細胞への薬剤輸送（ドラッグデリバリーシステム）への利用にも注目が集まっています。

　このようにエクソソームは、さまざまな分野への応用の可能性があり、とりわけ、がん細胞を取り巻くエクソソームの解析は、これからますます発展していくことが予想されます。

2 治療において免疫遺伝子の解析が必須

免疫細胞が活躍できる環境を整えることが大切

　免疫反応が重要な役割を果たす病気では、「免疫遺伝子解析（イムノゲノミクス）」が必須です。特に、がん領域の免疫細胞治療においては、免疫解析により、患者さんの状態を正確に把握し、免疫細胞が思う存分がんを攻撃できるような環境を整えることが大事です。

　遺伝子（遺伝情報）を保持しているDNAの配列を解読する技術は、ここ十数年の間で驚異的に進歩しました。かつては、DNAの断片を1本1本調べていましたが、現在主流の次世代シーケンサーと呼ばれる解析機器は、数億から数十億本のDNA断片を一度に調べることが可能となりました。

　具体的には、多彩な免疫環境の中で、遺伝子再編成により1015～1018ともいわれる多様性を示すT細胞受容体、さらにそれ以上の多様性を持つと考えられているB細胞受容体などのレパートリー解析を網羅的に行い、その情報を得ることが可能になりました。

　そして、その得られた情報によって、それぞれの患者さんのより正確な病態を把握することができるようになったといえます。このことは、プレシジョン医療を行ううえで、大いに役立ちます。

免疫とがんの遺伝情報が大切

　そこで重要となるのが、免疫側とがん側、両方の遺伝情報を関連づけながら、がん治療を進めるということです。

　なかでも、免疫チェックポイント阻害剤の有効性の予測と副作用の予測、免疫チェックポイント阻害剤の組み合わせ、そして、さらには分子標的薬を含めた抗がん剤の併用の有無や、併用する場合はど

の薬を選択するかなど、治療方針決定の際には、この免疫とがんの遺伝情報が極めて重要です。

がんを消すピンポイントのスイッチ

がん治療の奏効例においては、特定のT細胞が増殖していることが確認されています。特定のT細胞というのは、有望なペプチドを認識することができるT細胞です。

後で詳しくお話ししますが、がんには共通抗原と新生抗原があり、新生抗原はがん細胞の遺伝子変異で生まれた、個々の患者さんの独自のがん抗原です。その新生抗原とリンクしているペプチドを認識できるT細胞が活性化しているとがんは消えます。つまり、新生抗原というのは、押すとがんが消える、いわばスイッチのようなもの。あるいは、特定の穴にナイフを刺すと、樽から海賊が飛び出す「黒ひげ危機一発」をイメージするとわかりやすいでしょう。他の穴を刺しても何も起こりませんが、ピンポイントを突けばがんが消えるのです。

従って、遺伝子解析で「有望なペプチド」＝「がんを消すスイッチにリンクしているペプチド」を見つけることで、最も効果的なペプチドワクチンを使った免疫細胞治療が可能となります。

では、具体的にはどのようにして最適なペプチドを見つけるのかというと、腫瘍組織と正常組織の遺伝子を比較し、がん細胞のみで起きている遺伝子変異を特定します。そして、特定された遺伝子変異に対応するペプチドを予測するということが技術的に可能になっています。

細胞の変化を動的に追う「シングルセル解析」

がんは、多様な免疫抑制環境をつくり上げ、巧みに免疫系から逃れています。これはがんの生物学的特徴の１であり、免疫療法に対する

治療抵抗性、耐性獲得の原因にもなっています。

この多様性は、がん組織の微小環境(がんが自分の周囲に構築する特殊な環境)において、がん細胞、間質細胞、免疫細胞が相互に影響し合うことによりつくられます。

しかし、その細胞間のネットワークを解明しようとしても、がん組織を構成するがん細胞は均一な集団ではない(腫瘍内ヘテロ不均一性)という問題があります。これは個別化治療への大きな障壁です。

シングルセル解析とは、多種多様な細胞集団の中から、単一の細胞に焦点を当てて解析する技術です。今までは細胞集団の平均的なデータ(バルク解析)しか得られませんでしたが、シングルセル解析では個々の細胞の変化を動的に追うことができます。

では、実際にどのようなことがシングルセル解析でわかるのか、見てみましょう。

- ◉活性化、抑制、機能不全など、免疫細胞はさまざまな状態に変化しますが、その状態に変化させる因子を同定。
- ◉ある細胞群が他の細胞群に及ぼす影響とその因子を同定。
- ◉疾患に関連している免疫細胞の中で、特に疾患の発症に関連する亜集団を同定し、特徴を調べる。
- ◉免疫細胞の中でも、細胞表面マーカーによらない機能に基づく新たな亜集団を同定。
- ◉免疫細胞のさまざまなサブセットの分化過程を解明し、その因子を同定。
- ◉ある特定の免疫細胞を簡便に検出するための新しい細胞マーカーを同定。
- ◉治療に関する免疫細胞の反応を解析し、新しい治療標的分子を同定。

第1章　新時代のプレシジョン（個別化）医療

3 プレシジョン医療の実施に必要なこと

がんの変遷を理解すること

がんは、ゲノム異常（突然変異）の発生および蓄積により誕生した腫瘍細胞が、さらにゲノムを変えながら、環境の変化に適応し、増殖し続ける疾患です。

ですから、治療を行ううえでは、ゲノム解析によって、がんがどのように適応を変えてきたのかということを理解することが重要になってきます。すなわち、患者さん1人ひとりのがんの特徴を明らかにすることで、プレシジョン医療を行うことができるわけです。

具体的には、以下の2つの点について熟知することが必要です。

① がんにおける免疫回避機構は、単一のメカニズムではないということ（がんと免疫はいずれも多様で、その相互関係は非常に複雑）。

② 「ホット・トゥモア（hot tumor）」から「コールド・トゥモア（cold tumor）」まで、腫瘍内免疫微小環境には個別に多様性があるということ。

コールド・トゥモアの状態を活性化する

ホット・トゥモアというのは、免疫細胞が豊富な状態、コールド・トゥモアというのは、免疫細胞が少ない、あるいは存在していても疲弊、不応答化している状態で、治療効果は当然、ホット・トゥモアのほうが上がります。

例えば、免疫チェックポイント阻害剤の抗PD-L1抗体（後述）にしても、「ホット・トゥモア」だと単一投与でも非常に有効なことが多いといえます。しかし、コールド・トゥモアの場合は、抗PD-L1抗体だけでは効かないことが多く、そういうケースでは、分子標的薬など他

23

の薬剤を併用するなどして、コールド・トゥモアをホット・トゥモアの状態にする必要があります。あるいは、温熱治療とリンパ球治療で「ホット化する」ということも、1つの治療法です。

つまり、問題は、コールド・トゥモアの状態をいかに活性化していくかということです。それには個々の患者さんの状態に応じて、いま目の前にある障害を1つ1つ取り除きながら、免疫細胞を活性化させ、効果を上げることです。

これが、新時代のプレシジョン治療の意味合いです。

免疫微小環境の多様性を解析して治療に結びつける

私は、がん細胞と免疫システムの多様な相互関係を研究・理解し、治療に役立てていくことが、プレシジョン治療の実現につながると考えます。

例えば、がんは免疫の監視から逃れるために、さまざまなメカニズムを駆使していますが、なかでも免疫チェックポイント分子PD-L1、CTLA-4(後述)が一部のがんにおいて、ゲノム異常によって活性化されるドライバー遺伝子(がんの発生・進展において直接的に重要な役割を果たす遺伝子)であり、免疫チェックポイント阻害剤は、がんの「アキレス腱」を標的としていることがゲノミクスで明らかにされています。また、最近、がん細胞の染色体コピー数異常が多いと、免疫機構が抑制されているということも報告されています。

一方、免疫微小環境は、多様な新生抗原の提示や隠蔽、免疫チェックポイント分子による免疫細胞の抑制や疲弊の誘導、インターフェロンをはじめとしたサイトカインなどのがん由来の因子による免疫細胞の変化などによって、個別に編集されています。こうした免疫微小環境の多様性を解析することで、微小環境の状態を再構築し、治療に結びつけることが可能となります。

プレシジョン医療の流れ

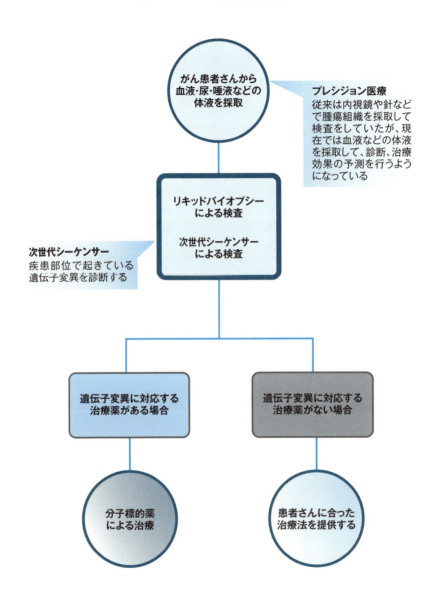

4 ゲノム解析で自己消去するポイントを見つける

新生抗原に合ったワクチンをつくる

前項でお話ししましたように、がん細胞は免疫微小環境とゲノミクス的に多様な相互関係を呈しています。ですから、この相互関係を踏まえたうえで、治療構築を行うことが重要です。

以前の免疫細胞治療や抗がん剤治療は、がんだけ、あるいは免疫だけを見て行っていましたが、それではダメだということです。がんと免疫、両方を見るのが治療の基本なのです。

一方、がん細胞はつねに免疫に監視され、認識される可能性があります。逆にいうと、がんゲノムが多様性の中で生き延びていく過程で、免疫監視は大きな「選択圧」の1つです。そして、その免疫監視をすり抜けたがん細胞だけが、生き残ることになります。

これは、障害物競走のようなもので、がんは周りからいろいろな圧力や干渉を受けていて、そこをすり抜けたものだけが生き抜いているのです。

つまり、がん細胞はたくさんの子どもをつくって、免疫監視から逃れたものだけを生き残らせるのです。このことは、強いものが生き残り、弱いものが淘汰されていく、動物の生き残りとよく似ています。

ですから、生き残ったがんは、ちょっとやそっとの免疫では死にません。免疫に見つからないように、上手に自分を隠したり、逆に免疫を操ったり、力を奪ったりする能力もあるのですから。

がんを消すスイッチは必ずある

免疫療法も、がんのゲノム進化において選択圧の1つです。

まず、免疫チェックポイント阻害剤ができる前は、リンパ球治療が

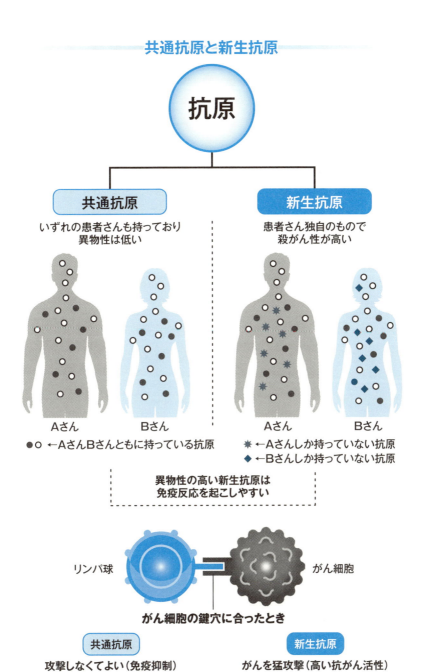

選択圧でした。すると、がんは「これは大変だ」と、免疫チェックポイントを駆使するようになりました。例えば、PD-L1を持っているがんが生き残る、というようにです。

しかし、このタイプのがんは、抗PD-1抗体でPD-L1をカットするだけで、今ではやっつけることができます。それでもがんは、あの手この手で、ずる賢く生き延びるのです。

でも、私は、どんな賢いがんでも、「自己消去」するポイントというものが、必ずあると考えています。がん自体も、もともとはその人（宿主）から生まれたものですから、そのからまった糸を解く秘密が、どこかにはあるのだと思うのです。その秘密を解くカギがゲノム解析であり、私たちががんの消去スイッチを見つける日は目前です。

5 適確にがん細胞を攻撃する

がんの新生抗原を目印にして治療する

　より確実にがんを倒すためには、異物性の高いがんの目印を探し出すことが大事です。

　がんは、自分が増殖や転移、浸潤をするために必要なタンパク質（特異的タンパク質）をつくり出しています。特異的タンパク質はペプチドに分解されて、細胞表面に残るか、血中に放出されますが、その細胞表面に残ったペプチドががんの目印、すなわちがん抗原です。

　がん抗原には、「共通抗原」と「新生抗原」があり、前者は、いつでも、どのがんにもある抗原、後者は個々の患者さんの独自の抗原です。

　従来の免疫細胞治療では、多くの患者さんに共通する共通抗原を目印にしていましたが、実はこの共通抗原のペプチドは、「自己」の形に非常によく似た存在です。ですから、CTL（細胞傷害性T細胞）などの特異的免疫細胞は、それを異物として認識することが難しいのです。つまり、共通抗原を目印にする方法では、免疫反応を引き起こす性質（免疫原性）が低くなるということです。

　そのため現在は、がん細胞の遺伝子変異で生まれた「がん新生抗原（腫瘍特異的変異抗原）」を目印にしているのです。

新生ペプチドワクチンで治療効果がアップする

　新生抗原には、自己とは異なる「非自己」＝「異物性」、すなわち自分の細胞とはまったく違うものがたくさん含まれていて、「これは自分ではない」と、はっきり判別できます。

　ですから、免疫細胞治療においては、それぞれの患者さんの新生抗原を適確に見つけることが非常に重要で、その成否を決定づける大

第1章　新時代のプレシジョン（個別化）医療

きな要素となります。免疫反応を引き起こす力を持っている目印——免疫原性の高い抗原を見つけ、それにピッタリと合った新生ペプチドワクチンをつくることができれば大きな治療効果が望めます。

HLA は抗原のマイナンバー

反応性のいいワクチンを事前に調べるためには、次世代シーケンサーを使った「HLA タイピング」や「TCR レパトア解析」といった手法を用います。

さて、私たちの細胞の表面には、MHC（腫瘍組織適合遺伝子複合体）という糖タンパク質がたくさん発現しています。このヒトにおけるMHC のことをHLA（ヒト白血球抗原）といいます。

血球にはA 型、B 型、AB 型、O 型などの血液型があり、輸血の際にはこれを一致させる必要がありますが、同様に白血球をはじめとする全身の細胞にあるのがHLA という型で、臓器移植の際には、ドナー・レシピエント間のHLA 適合性が重要視されます。

このHLA は、A、B、C、DR、DQ、DP など、多くの抗原の組み合わせがあり、さらにそれぞれが数十種類の異なるタイプを有し、ハプロタイプ（片側染色体における遺伝子構成）の組み合わせは、数万通りともいわれています。つまり、HLA は誰一人同じ手相の人がいないように、その人固有のもの、マイナンバーのようなものといえます。

この無数に近いHLA 型を似た者同士でくくって、数百から1000くらいのグループに分けることをHLA タイピング（型判定）といいます。これによって、まだ研究途上ではありますが、罹りやすい疾患や、性格、あるいは男女の相性なども同定することができるのです。

HLAの働きはNK 細胞の抑制と活性化

免疫におけるHLA の主な働きは、自然免疫の制御と獲得免疫にお

30

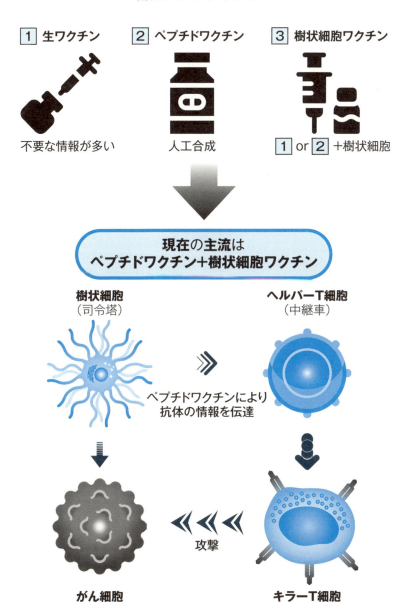

けるT細胞への抗原提示です。

　体の中にがん細胞（異物）が発生すると、まずはマクロファージや単球がそれを貪食し、さらにNK（ナチュラルキラー）細胞が攻撃します。これが自然免疫です。このときHLAは、NK細胞の抑制と活性化に働きます。

　自然免疫の一連の反応の後に始まる獲得免疫反応は、異物が何者なのかを詳しく解析して、独自の排除システムを構築し、さらにその異物を記憶して、再度同じ異物が存在した際には、効率よく排除できるようにします。この獲得免疫の主役を担っているのがT細胞です。

HLAを手がかりにがんを攻撃する

　先ほど、がんの目印のお話をしましたが、実は、がんを直接攻撃するCTL（細胞傷害性T細胞）は、がん抗原をそのまま目印にしているわけではありません。細胞の中でペプチドに分解された抗原は、HLAに結合することによって、CTLに認識されるのです。つまり、HLAは「非自己の情報を得るための自己」として、免疫に関与しているのです。

　具体的には、樹状細胞といった抗原提示細胞が、「今ここに、こういうがんがいますよ」とT細胞に伝えます。そうするとCTLが寄ってきて、まずマイナンバー（HLA）をチェックします。そして、CTLがHLAを自己と認識すれば、非自己であるがんの情報をここで入手し、攻撃態勢に移るのです。

抗PD-1抗体の有効性を知る

　免疫細胞治療では、HLAタイピングにより、マイナンバーのグループごとに性格チェックを行います。つまり、そのがんがどういうがんなのか、免疫細胞治療——例えば抗PD-1抗体が効きやすいのか、効きにくいのか、といった特性をタイピングによって知ることができ

るのです。

T細胞抗原受容体ががんを認識する

性格チェックがすんだら、最後に抗原チェックを行います。ここで重要な働きをするのが、T細胞が持っている「TCR(T細胞抗原受容体)」です。T細胞は、このTCRを使って、がんを認識します。

ここで重要なことは、1つ1つのT細胞は、それぞれ形の異なるTCRを持っていて、どんな異物(がん)にも対応できるようにスタンバイされているということです。

つまり、TCRは鋳型のようなもので、その鋳型にがんの目印がピタッとはまると、横にある「CD3」というスイッチが押され、CTL活性化の命令が発信されるのです。

TCRレパトア解析とは、この鋳型——TCRによって特徴づけられるT細胞の集団(レパートリー)を解析することです。それによって例えば、これは麻疹に対するCTLであるとか、これはがんに対するCTLであるとか、あるいは、インフルエンザA型のTCRレパトアが多いと、「今CTLがA型インフルエンザウイルスと戦っている」といったことがわかります。

T細胞の種類が多いほど攻撃力がアップする

こうしたことから免疫細胞治療では、このTCRレパトア解析を行うことで、効率的に効果を上げることができます。

つまり、がんの周りに、そのがんに対応するT細胞のレパートリーがたくさん存在していれば、がんを攻撃しやすいのですが、そのレパートリーがまったくないと、いくら抗PD-1抗体を使ったとしても、がんを攻撃することができません。ですから、そういう場合は、レパートリーを増やすのです。

第1章 新時代のプレシジョン(個別化)医療

例えば、ベートーヴェンの「第九」のレパートリーがあったとして、第九を歌える人が10人よりは1万人いたほうが迫力があるように、ターゲットに対応したレパートリーの総数が多ければ多いほど、強力な攻撃を仕掛けることができるということなのです。

6 がん治療の新時代がやってきた

免疫治療でがんを治す時代になった

2018年のノーベル医学生理学賞が、T細胞表面にあるタンパク質「PD-1」を発見して免疫にブレーキをかける役割（免疫チェックポイント）を解明し、新しいがん免疫治療に道を拓いた京都大学の本庶 佑特別教授ら2人に授与されたことは、記憶に新しいと思います。そして、このPD-1の発見は、免疫チェックポイント阻害剤のニボルマブ（商品名オプジーボ）の誕生につながりました。

日本で、ニボルマブが発売開始されたのは2014年9月です。

かつては、ほとんどの学会や腫瘍内科・外科から「免疫治療でがんは治らない」といわれていましたが、これを機に、免疫治療が注目されるようになったことは間違いありません。

免疫にブレーキをかけるPD-L1

がん患者さんでは、がんの目印に特異的なCTL（細胞傷害性T細胞／キラーT細胞）が存在するにもかかわらず、十分な機能が発揮できないことが知られています。これはCTLにPD-1というブレーキがついていて、がんはこのブレーキを勝手に押して、CTLにストップをかけてしまうからです。

そして、そのがんのブレーキを押す手がPD-L1です。

がん細胞がPD-L1を高発現させるメカニズムには、次の2つがあります。

①がん細胞が微小環境の変化に応答して、PD-L1を高発現させる場合

②がん細胞自身が遺伝子異常を獲得して、恒常的にPD-L1を高発現させる場合

　ちなみに①は、がん細胞の周りに浸潤した免疫細胞から放出されるサイトカインに反応して、PD-L1の発現が促進されると考えられており、「適応免疫耐性」と呼ばれています。

免疫のブレーキをはずす抗PD-1抗体

　PD-L1は、CTLを機能不全にするという悪さをしますが、それを回避するには、そもそもCTLについているブレーキを切断してしまえばいいのではないか。先述の本庶教授は、こう考えました。

　そのブレーキカットの薬が、抗PD-1抗体薬(ニボルマブ)です。

　がんにPD-L1が発現していると、この抗PD-1抗体は85%の有効性があります。一方、PD-L1が発現していない(陰性)15%でも、約20%の有効性があります。これは、効果が高いとされている抗がん剤とほぼ同等の有効性です。

　2018年6月、米国のがん治療学会は、「15%の陰性例でも20%の有効性があるということは、一般の抗がん剤の有効性をほとんど上回る」と評価しました。

　ところが日本では、PD-L1が陰性だと20%しか効果がないからということで、健康保険が適用されていないのです。

　この米国の学会の発表を受けて間もなく、中国では抗PD-1抗体薬が、政府配布でほぼ無料に近い状態になったそうです。

　速ければそれでいい、というわけではありませんが、こういう世界の流れがあることは確かで、やはり医療は、スピード感が大事なのではないかと思います。

がん細胞にブレーキをかける

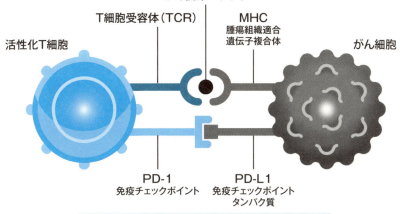

PD-1とPD-L1と結合することにより、がん細胞が免疫細胞にブレーキをかけて免疫細胞の攻撃を阻止する

抗PD-1抗体、抗PD-L1抗体（免疫チェックポイント阻害剤：PD-1とPD-L1の結合を阻害する抗体）を用いて、がん細胞が免疫細胞にかけるブレーキを解除し、弱まったT細胞が活性化してがん細胞を攻撃する

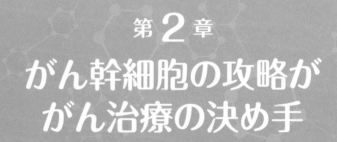

第2章
がん幹細胞の攻略が
がん治療の決め手

1 がん幹細胞は子細胞をつくって増殖する

がん幹細胞をやっつければがんは死滅する

近年、がんの再発や転移は、「がん幹細胞」が主体となって起こることが解明されてきました。体を構成するすべての臓器や組織は、各臓器、組織ごとに、それぞれの元となる細胞が分裂してつくられますが、この元となる細胞＝幹細胞は、分裂して自分と同じ細胞をつくり出す「自己複製能」と、いろいろな細胞に分化できる「多分化能」の２つの性質を持っています。この幹細胞の性質を有しているのが、がん幹細胞です。

がん幹細胞は、がん組織の中に0.1〜1%程度という少ない割合で存在すると報告されています。そして、そのがん幹細胞は、周りを子細胞（普通のがん細胞）に囲まれる形で、がんの中心部分に存在し、がんの進行とともに大きくなっていきます。一方、がん幹細胞から生まれた子細胞は、分裂、増殖を重ねて巨大ながん組織を構成します。蜂に例えるなら、がん幹細胞は女王蜂、がん子細胞は働き蜂です。

がん幹細胞と子細胞は遺伝子構成が違う

女王蜂と働き蜂では、食べ物も違うし、大きさも違うし、役割も違います。それと同じように、がん幹細胞と子細胞もまた、それぞれまったく異なる性質を有しています（異種性）。いってみれば、がん幹細胞は、がん集団の中のエリートで、不死身、あくせく働くこともしません。それに対して子細胞は刹那的で、旺盛な増殖のみを役割としています。

つまり、同じがんといっても、がん幹細胞と子細胞とでは、遺伝子構成が違うのです。

40

がん幹細胞を死滅させる

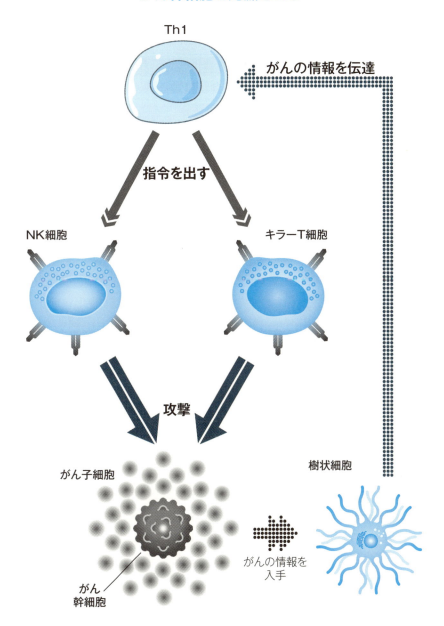

例えば、がん幹細胞は「Bmi-1」という遺伝子を持っています。この遺伝子は、がん幹細胞の自己再生や腫瘍形成に不可欠な因子で、がん幹細胞にとってはなくてはならないものです。しかし、増殖が仕事の普通のがん（子細胞）は、必要がありませんから持っていません。

　ちなみに、がん幹細胞が分化と自己複製を繰り返しながらがん組織を構成する細胞を供給し続けることを「がん幹細胞システム」と呼んでいます。

順応性が高く生き続けるがん幹細胞

　女王蜂であるがん幹細胞は多種多様で、このことががん治療の大きな障壁になっています。

　例えば、自在に姿形を変えることもその1つ。また熱に強い性質を有したり、骨の中で生きやすい性質（骨転移）というように、特定の臓器や組織の中で生きやすい性質を有したり、あるいは酸化状態で生きやすい性質のがんになったりもします。つまり、がん幹細胞は、多様な表現型や機能を持って、環境に順応しながら、しぶとく、たくましく、生き続けているのです。

　その1つの例として、「FOXO活性化による白血病幹細胞の維持」があります。

　白血病は、「AKT」というがん遺伝子の活性化が腫瘍化を引き起こすとされていますが、白血病幹細胞ではそのAKT活性が抑制され、「FOXO」と呼ばれる遺伝子が活性化しているのです。FOXOの機能は、慢性骨髄白血病、急性骨髄白血病それぞれで異なると考えられていますが、つまり、いずれの場合も白血病幹細胞の維持には必須だということです。

２　がん幹細胞のパワーはモンスター級に強力

がんの細胞群には上下関係がある

　がん組織を構成しているがん細胞群にはヒエラルキーが存在し、その最上位に位置しているのが、がん幹細胞です。例えば、トップのがん幹細胞が1番から100番まで、いろいろな遺伝子を持っているとしたら、中間層が持っているのは1番から70番くらいの遺伝子の種類で、最下層に至っては1番、2番……くらいのシンプルな遺伝子構成だということです。つまり、がん幹細胞のみが、がん遺伝子を集積しているのです。

　しかし、集積しているとはいっても、どんな遺伝子でもいいというわけではありません。宝石のように輝いている遺伝子、がん幹細胞にとって必要な遺伝子だけを選りすぐり、いらない遺伝子は排除しているのです。

がん幹細胞は爆発的な変化で誕生する

　さらに、がん幹細胞が成立するためには、その細胞が保持しているエピゲノム状態に、変異により誘導される変化が付加的、または相乗的に作用することが必要です。つまり、一度集まった遺伝子がそれぞれ変化する、しかもそれは通常の状態ではないような、爆発的な変化でなければなりません。

　例えば、地球の生命誕生をイメージしてみてください。宇宙からは太陽光が差し込み、雨が降り、雷が轟き、火山が噴火し、海の中ではアミノ酸が合成され……。がん幹細胞の誕生には、こうした尋常ではない、大きな変化が必要なのです。

　このような爆発的変容には、外的要因と内的要因があります。内的

要因は、遺伝子が集積され、それ自体がくっついたり離れたりすることですが、外的要因は、活性酸素や放射線曝露など、遺伝子を切断するような要因(変化)で、具体的には喫煙、過度の飲酒、紫外線、ストレスなどが挙げられます。

　かくして、がん幹細胞という、従来にはない「モンスター」の誕生です。

　遺伝子融合で生まれたこのモンスターは、これまでにない遺伝子構成の持ち主です。そして、トップの座を守るために、ますます強力かつ狡猾になっていくのです。

3 がん幹細胞を効率的に根絶させる

G0期のがん細胞は子細胞に働かせて環境づくりさせる

細胞には「細胞周期」があります。細胞周期とは分裂を終えた細胞が次に細胞分裂するまでの周期で、間期とM期に分けられ、間期はさらにG1期、S期、G2期に分けられます。

G1期は、DNA合成準備期とも呼ばれ、G1チェックポイント（細胞周期チェックポイント）などによって、細胞分裂を進めるかどうかを判断し、S期でDNAの複製が行われます。そして、G2期では細胞分裂のための準備が行われ、M期で細胞分裂が開始されるわけです。

しかし、細胞はつねに増殖しているわけではありません。細胞増殖の調整をするため、細胞分裂を停止している細胞もあります。この細胞の静止期をG0期といいます。

実は、正常細胞のほとんどは、このG0期にとどまっています。これは、細胞が接触しているために生じる性質と考えられており、コンタクトインヒビション（細胞の接触障害）と呼ばれています。

一方、がん細胞の90%はG0期にとどまっていません。ずっと起きていて、増殖を続けます。ところが、その増殖を続けているのは、ほとんどががん子細胞で、がん幹細胞の90%はG0期にとどまって休んでいるのです。そして、「ここに腫瘍血管引け。どんどん栄養を運んでこい!」と、周りの子細胞に命令して働かせ、自分に都合のよい環境をつくりあげていきます。

がん幹細胞は子細胞を働かせて増殖する

こうして過酷な労働を強いられた子細胞たちは、しばらくすると死んでしまいます。すると、がん幹細胞はおもむろに起き出して、ま

た子どもをたくさん産んで、増殖させて、どんどん働かせるのです。それは、あたかも独裁者が、道や建物を建設するために、一般の国民を駆り出し、その人たちが労働力として役に立たなくなったら、また次の人を駆り出すようなものです。

　自分は何もしないで、「皆の者、働きなさい」と命令するのが、がん幹細胞なのです。

がん子細胞ではなく、がん幹細胞を根絶させる

　従来のがん治療は、活発に増殖する子細胞を標的にし、その戦略は、がん細胞の増殖を抑制すること、すなわち細胞周期の進行を妨げることでした。例えば、抗がん剤のうち、代謝拮抗剤やトポイソメラーゼ阻害薬といった薬剤は、細胞周期のS期に作用し、アルカロイド系抗がん剤はM期に作用して、細胞周期の進行を妨げます。

　しかし、これらの治療は、がんが治癒したと思われる場合でも、その多くがやがて再発や転移という道をたどることになり、がん患者さんの生存率を低下させる一因となっています。

　この治療後の再発、転移の原因となっているのが、がん幹細胞です。このがん幹細胞を叩くことこそが、がんを根治に導くことにつながると考えられるのです。

　ですから今は、がん幹細胞を倒すことがミッションとなっています。しかし、がん幹細胞は、先述のように、ほとんどがG0期にありますから、細胞周期の進行を妨げるという方法は通用しません。

　なぜなら、がん幹細胞が静止している状態というのは、誰も、どこからも侵入できないように、門の扉をしっかり閉ざしている状態だからです。

　従って、抗がん剤治療や放射線治療を行っても効きません。これらの治療で、「がんが半分になりましたよ」というのは、子細胞がやられ

細胞周期の流れ

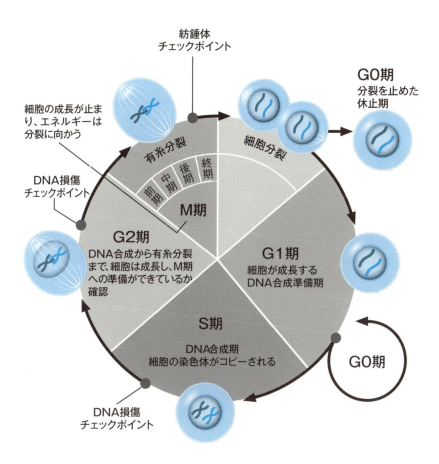

第2章 がん幹細胞の攻略ががん治療の決め手

ただけで、幹細胞は無傷のままです。そして、しばらくすると幹細胞からまた子どもが生まれて、がんが増大してしまうというわけです。

これががんの治療抵抗性の一因です。

がん幹細胞を根絶させる2大戦略

そこで、現在、がん幹細胞をターゲットとした2つの戦略が考えられています。

①G0期のがん幹細胞を薬などで起こし、細胞周期を回して、S期やM期になったところで攻撃をする
②G0期のままでずっとおいておく

①の戦略としては、例えば、慢性骨髄性白血病において、効果の高い分子標的薬イマチニブを使用する前に、G0期の細胞を起こすインターフェロンや亜ヒ酸を使えば、効果がさらに上がるという報告があります。

また、近年、がん幹細胞がG0期にとどまる際に、その中心的な役割を担っているFbxw7というタンパク質が発見されています。このタンパク質を抑制することで、がん幹細胞をG0期から追い出した後、抗がん剤を投与することにより、がん幹細胞を根絶させ、治療後の再発率を大幅に改善できる可能性があることが、発表されています。

ただし、このとき、抗がん剤が効かないと、がん幹細胞がかえって増えてしまう可能性もあります。

一方、②への戦略としては、がん幹細胞そのものよりは、腫瘍血管の新生を抑制し、低酸素状態を保つなど、ニッチ（微小環境）へのアプローチが考えられています。幹細胞の制御におけるニッチからのシグナルの重要性は、以前から指摘されており、ニッチから分断された

がん幹細胞を根絶させる2つの方法

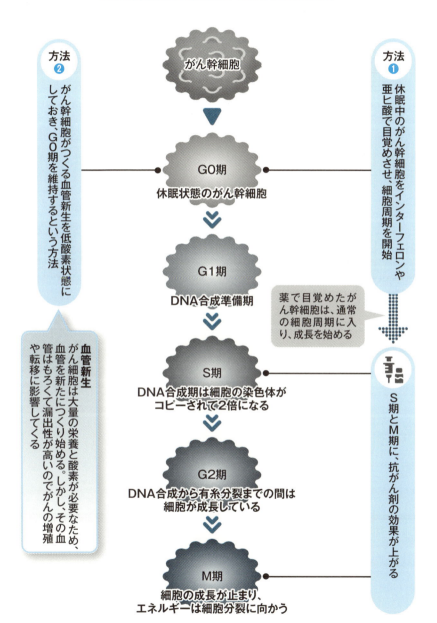

がん幹細胞はG0期を維持できなくなると推測されています。

がん幹細胞を兵糧攻めにするのは間違い

「がん休眠療法」という治療法がありますが、これも②に該当するものです。ある程度、がん幹細胞の環境を整えておくと、がん幹細胞はおとなしくしていてくれる、ということだと思います。例えば、メラノーマを急に針で突くと増える、といいますが、それはがん幹細胞が驚くからだと考えられます。あるいは、せっかく寝ていてくれたがん幹細胞を放射線で刺激して、起こしてしまうということもあります。

また、昔は、「がんになったら、贅沢な食事をしてはいけない」とか、「がんが大きくなるから、栄養のあるものはいけない」などと、よくいわれたものですが、がんと戦うための体をつくるには、適切な栄養管理が必要ですし、低栄養状態は、かえってがん幹細胞を奮い立たせてしまう結果となります。

なぜなら、あまりにも度を越したカロリー制限をしてしまうと、がん幹細胞は「これは大変だ！」と危機感を持ってしまい、子細胞をどんどん増やすことになるからです。あまりにも酷い低酸素状態をつくるのも、同様なことがいえます。

米国では、だいぶ以前から、このことが問題になっています。

要は、がん幹細胞を追い詰めてはいけないのです。ある程度、栄養を与えておいて、がん幹細胞と取り引きをしなければならないのです。がん幹細胞とうまくつき合っておいて、攻められそうなときに——勝算があるときに、いっきに攻め込む。つまり、「へたな鉄砲も数撃ちゃ当たる」方式ではダメだということです。戦略をきちんと立てることが重要なのです。生半可な治療は、がん幹細胞を怒らせて、最悪な事態を招きます。そんなことなら、何の治療もしないほうがましなくらいです。

50

4　がん幹細胞の驚くべき能力

がん幹細胞が生き残る理由

　がん幹細胞がなぜ、しぶとく生き残れるかというと、それはスーパーコンピューター級の能力にあります。このスーパーコンピューター級の能力には、大きく2つの要因があり、1つは「複数の核内シグナル」、もう1つは「エピジェネティック」で、これらによって、がん幹細胞は自分を維持しているのです。

　では、以下で少し詳しく説明しましょう。

スーパーコンピューター並の伝達経路

　まず、核内シグナルですが、がん幹細胞の核内には、さまざまな信号の伝達経路があり、自分が永遠に生きられる状態を保つため、その伝達経路を制御するというシステムを持っているのです。しかも、その信号伝達の速度は、極めてスピーディです。たとえていうなら、それはスーパーコンピューターのCPU（中央演算処理装置）です。

　信号の伝達経路には、例えば次のようなものがあります。

　①**Wnt／β-カテニン**　ウィント（Wnt）は、分泌性糖タンパク質で、胚発生とがんに関連するネットワークです。受容体に結合するとβ-カテニンと呼ばれる経路が活性化され、細胞増殖や分化を制御します。

　がん幹細胞では、このWnt／β-カテニン経路が恒常的に活性化され、がん幹細胞の成立や維持、自己複製に重要な役割を果たしています。

②**ヘッジホッグ（Hedgehog）**　ヘッジホッグシグナル伝達は、胚発生や成体組織の恒常性を制御しています。しかし、がん幹細胞では、Ptc（Patched）という受容体と結合して、Ptc によるSmo（Smoothened）というがんタンパク質の抑制を解除します。つまり、がん幹細胞は、この経路でSmo を活性化させることで、自らを守っているのです。

③**ノッチ（Notch）**　ノッチシグナルは、隣り合う細胞同士の情報伝達を担っています。情報伝達は、隣接する細胞に発現する膜タンパク質リガンド（特定の受容体に特異的に結合する物質）と受容体（ノッチ）の結合により開始され、ノッチ発現細胞に伝わります。

　このノッチシグナルの重要な機能は、ノッチシグナル活性の程度差によって、それぞれ異なる2つの結果がもたらされるというものです。すなわち、ある状況下で生じたノッチシグナル活性の違いが、隣の細胞で増幅され、それぞれ異なった細胞運命結果を生じさせるというわけです。

　例えば、細胞増殖か分化か、生存かアポトーシスか、などですが、がん幹細胞のノッチシグナル伝達経路は、この細胞運命制御が不全状態にあり、そのためがん幹細胞はこの運命に左右されることなく、ぬくぬくと生きていられるのです。

④**PTEN-P13K-Akt**　PTEN は、さまざまながんにおいて不活性型変異や欠失による機能低下を認めることから、がん抑制遺伝子として知られています。一方、P13K は脂質リン酸化酵素で、PIP3 という物質をつくり、そのPIP3 はAkt というタンパク質を活性化します。そして活性化されたAkt は、さまざまな下流分子を制御し、細胞増殖、代謝、アポトーシス抵抗性などに関与します。

　通常、PTENは、このP13K-Akt 経路を負に制御していますが、がんに

おいては、その機能が低下し、幹細胞の形成に作用しているのです。

⑤**FOXO**　FOXO は転写因子で、FOXO1、3a、4、6 からなり、細胞周期停止、ストレス耐性、分化、アポトーシス、代謝など、さまざまな生理的機能を制御します。先述のP13K-Akt 経路がFOXO を負に制御しており、核内で機能するFOXO はAkt によってリン酸化されると細胞質へ排除され、分解されます。

　FOXO は、がん幹細胞の維持に働くことがわかっていますが、一方でがん抑制遺伝子としても機能するため、それぞれの場合で、その制御する遺伝子群が異なるものと考えられています。

⑥**PML**　PML は、急性前骨髄球性白血病に認められるがん抑制遺伝子ですが、白血病幹細胞の細胞周期の静止状態の維持に関与し、がん遺伝子としても機能します。

⑦**ALOX5**　白血病幹細胞においては、ALOX5 がその機能に特異的に関与していることが示唆されています。また、β-カテニンという細胞内分子の活性化が、白血病幹細胞の維持に深く関わっていると考えられています。

がん幹細胞が生き延びるための裏ワザ

　次に、がん幹細胞が生き延びるために獲得したもう1つの能力、エピジェネティック制御について説明します。

　核内シグナルがコンピューターのCPU なら、エピジェネティックはコンピューターの「裏ワザ」のようなものです。

　辞書的にいえば、エピジェネティックとは、「DNA 塩基配列の変化をともなわない、細胞分裂後も継承される遺伝子発現、あるいは細胞

表現型」、すなわち「後天的に決定される遺伝的な仕組み」のこととなります。

　例えば、一卵性双生児の遺伝子はまったく同じ（クローン）ですが、見かけや性格、病歴など、実際には多くの点で異なっています。これは遺伝子が同じ双子でも、実際は違う性質を持った細胞の集まりだということです。

　では、なぜ、こうした現象が起こるのかというと、それは「分子修飾」によるものです。分子修飾というのは、わかりやすくいえば、分子のお化粧のようなもので、遺伝子を取り巻く状況を修飾することで、遺伝子の発現パターンや細胞の性質を変えることができるのです。また、いったん確立した修飾の状態は、娘細胞にも伝達、維持できるようになり、個体レベルでの変化にまで導くことができるようになります。

　このように、生命現象には遺伝子だけの性質に規定されることなく、遺伝子の発現パターンや細胞の性質を確立、維持、継続させ、さらには消去や削除をすることで、多様性を獲得する仕組みがあります。この仕組みが、エピジェネティックなのです。

エピジェネティック免疫や抗がん剤から逃れるがん幹細胞

　がん幹細胞には、いわゆる遺伝子異常に加えて、さまざまなエピジェネティックな異常が蓄積しています。このエピジェネティックな異常は、がん発生の早期の段階から、発育進展に至るまで、その特性に大きく影響を与え、「がん帝国」の建設と勢力拡大に寄与します。

　つまり、がん幹細胞は、エピジェネティックを利用して、多様性を獲得し、免疫や抗がん剤などの攻撃から逃れ、自分に都合のよい環境を手に入れているのです。

54

遺伝子発現をコントロールしている

エピジェネティック機構は、安定した修飾であるDNAメチル化やヒストン修飾、さらにはクロマチン構造変化や非翻訳RNAなど、複数のエピジェネティックが、多彩なクロストークを介して、遺伝子発現を調整しています。

例えば、DNAメチル化は、組織特異的遺伝子の発現抑制、対立遺伝子で異なる発現を示すゲノムインプリンティングや、X染色体不活化などに関与し、正常な個体発生に重要な役割を果たしています。しかし、がん細胞では、多くのがん抑制遺伝子などのプロモーター領域が高度にDNAメチル化を受け、転写が抑制されているのです。こうしたDNAメチル化修飾に関与する分子群が、がん幹細胞に関わっていることが考えられるのです。

ちなみに、DNAメチル化標的遺伝子のうち、ある種の遺伝子（CDHIやTIMP-3など）は、がんの浸潤、転移を抑制する遺伝子がサイレンシング（エピジェネティック的遺伝子制御）されると、がんは高転移能、高浸潤能を持つことがわかっています。

5 老化細胞ががん幹細胞に変化していく

がん化に関わっているテロメアと細胞老化

「細胞老化」という言葉を聞いたことがあると思います。

　私たちの体を構成している各細胞は、限られた回数しか分裂、増殖することができません（分裂限界／分裂寿命）。細胞老化は、この分裂限界を迎えて細胞が分裂を停止する現象で、その細胞は「老化細胞」と呼ばれます。そして、その老化細胞は、増殖する能力が元に戻ることはありません。

　細胞老化は、古くから、正常細胞が必要以上に細胞分裂を繰り返してがん細胞へと形質転換することを防ぐ、がん抑制機構として機能しているのではないかと考えられてきました。

　また、分裂限界の長さは、高年齢になるほど短くなる傾向にあるため、細胞老化は個体老化の原因の1つではないかといわれてきました。

　細胞老化が起こる原因の１つとしていわれているのが、「テロメア」です。テロメアは、染色体の末端を保護する役割を持つと考えられており、細胞が分裂する度に、その長さが短くなっていきます。このテロメアが一定の長さになるまで細胞分裂が行われると、細胞増殖が不可逆的に停止することが、明らかになってきました。

　しかし、細胞老化は、こうしたテロメアの短小化だけで起こるわけではなく、酸化的ストレスや増殖刺激など、環境から受けるさまざまなストレスによって誘導されることがわかっています。そして、この細胞老化とがん化が、非常に深く関わっていることもわかっています。

老化細胞から分泌される有害物質ががん化を進行

　正常細胞がストレスを受けると、遺伝子が傷つきます。すると、

その正常細胞は細胞老化を起こします。この細胞老化は、DNAがダメージを受けると、p16遺伝子というがん抑制遺伝子が発現して誘導されると考えられています。

どういうことかといいますと、具体的には、遺伝子が傷ついた正常細胞は、細胞周期をスローダウンして、新陳代謝（増殖）を低下させるのです。つまり、正常細胞はがん遺伝子を「凍結」して、がん化を防ぐのです。これはいうなれば、生体を危険から守るための「短期的ながん抑制」です。

しかし、ここで終わるわけではありません。次に「SASP（細胞老化関連分泌形質）」という現象が起こります。老化細胞は、単に細胞分裂を停止しておとなしくしているわけではなく、通常は発現していない遺伝子——炎症性サイトカイン、ケモカイン、細胞外マトリックス分解酵素、増殖因子など、老化と関係している有害物質（加齢物質）を細胞外に分泌するのです。この現象がSASPで、これによって炎症や細胞の機能低下が起こります。

そして、この老化細胞自体ががん化し（一次的ながん化）、長期的には、周囲の正常細胞のがん化（二次的がん化）を招くことになります。

老化細胞を放置しておいてはいけない

ご承知のように、一般的には、このがん化した細胞を排除するのが免疫です。とはいうものの、それは若いとき、元気なときの話であって、老化が進んだり、病気になったりして免疫力が低下すると、排除が追いつかずがんを発症させてしまいます。そして、そのがん化した老化細胞は、長期的にはがん幹細胞に変身していくのではないかと考えられているのです。

老化細胞を取り除くのは大変困難で、強いていうならやはり「若さを保つ」ということです。すなわち、新陳代謝をよくする、免疫力を

上げる、排除できるよい環境をつくるといったことです。例えば、「1日1万歩」歩いたほうがいいとよくいわれますが、これは新陳代謝を上げて、若さを保つことにつながります。

逆に、紫外線を過度に受けることなどは、ストレスを加えることになりますから、SASPの有害物質の除去ができなくなります。あるいは便秘をして腸が動かないと、腸内にSASPの有害物質が溜まってしまうことになります。

従って、それをずっと放置しておくと、「老化細胞の周囲の細胞のがん化」、さらには「老化細胞のがん幹細胞への変身」という現象が、起こってくるというわけです。

ちなみに、この老化細胞が「がん幹細胞に変わる」ことを「リプログラミング」といい、それには先述のようなエピジェネティックな変化が必要不可欠です。

細胞老化に託された役割とは

さて、ここで1つの疑問が湧いてきます。

がん抑制という観点からだけで考えると、細胞老化よりアポトーシスのほうがより安全であるはずです。それではなぜ、私たちの体の中ではアポトーシスだけでなく、細胞老化も起こるのでしょうか。私は、細胞老化には何か違う、未知なる役割があるのではないかと考えています。なぜなら、人間の体には「役割のないもの」などないからです。

例えば、これは推測の域を脱し得ませんが、「絶対細胞数の保持」という役割があるのかもしれません。ストレスで細胞老化を迎えた正常細胞は、がん幹細胞になる能力があるわけですから、傷ついていても、いざというときのために保存しておくのかもしれません。つまり、大きな怪我や火傷などの緊急時には、iPS細胞のように、もう一度元に戻されて、それが使われるのではないか、と私は考えるのです。

老化細胞は周囲の細胞をがん化する

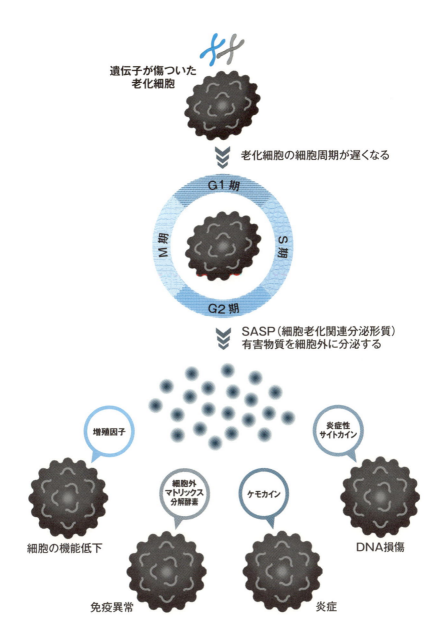

ただ、この方法にはがん化するリスクがあることは否めません。しか
し、それも細胞が周りの環境によって良くも悪くもなることを考え
れば、納得のいくことです。

6 代謝系を利用してがん幹細胞は増殖

がん幹細胞は生きやすいように代謝を変える

がん幹細胞と子細胞では、代謝上に大きな違いがあります。

代謝とは、生命維持のために行う生体内の化学反応のことで、体外から取り入れた物質を用いて、新たな物質を合成したり、それにともなってエネルギーの出し入れを行ったりすることです。これらの経路によって、私たちはその成長と生殖を可能にしています。ところが、がん幹細胞は、自分に有利なようにその正常な代謝を操るのです。

代謝において、がん幹細胞には、以下の3つの特色があります。

①状況によって糖代謝を自由に変える力がある

②HIF-1（SOS信号）をたくさん持っている

③ポリアミンを排除する

これらは子細胞にはできないことです。

ワールブルグ効果ががん細胞の生存と増殖に必要

まず、糖代謝、つまりグルコースの利用について、がん幹細胞が、どんなあこぎな手を使っているのかをお話ししたいと思います。

糖代謝とは、一般的には、食事として摂取したエネルギーを各臓器が消費して活動し、余分なエネルギーは蓄えて、必要なときに利用するというサイクルです。

主だった代謝の経路は、「解糖系」と「TCAサイクル（クエン酸回路）」、さらに「電子伝達系」があり、細胞に取り込まれたグルコースはこれらの経路で代謝され、エネルギーの元であるATP（アデノシン三リン酸）が生成されます。

解糖系は細胞質内において、グルコースがグルコース-6-リン酸となり、ピルビン酸を生じる過程で、グルコース1分子あたり2ATPがつくられます。これには酸素が必要ないため、嫌気的条件下（酸素がない状態）でも反応が進みます。

　解糖系で生成したピルビン酸は、好気的条件下（酸素がある状態）でミトコンドリアに入り、アセチルCoAとなってTCAサイクルを経て、$NADH_2$、$FADH_2$の水素と、炭酸ガスになります。水素はミトコンドリアのマトリックスで電子と水素イオンに分かれ、電子がミトコンドリア内膜にある電子伝達系を通ることで、グルコース1分子あたり最大36ATPがつくられます。

　一方、酸素が足りない状態では、ピルビン酸はミトコンドリアに行くことができず、ピルビン酸は乳酸をつくり、ATPは解糖系のみでつくり出されることになります。

　このエネルギー代謝の変化は、酸素によって制御されており、酸素があると解糖系自体が抑制され、解糖系より効率のよい「TCAサイクル→電子伝達系」によるATP産生が主体となるようにコントロールされています。

　このように正常細胞の代謝は、実に効率的なのです。

　しかし、がん細胞では、酸素が十分に供給されている状態でも、解糖系を利用してATPを得ます。この現象は、提唱者の名前から「ワールブルグ効果」と呼んでいます。

がん幹細胞はグルコースを効率的に利用している

　解糖系を利用するがん細胞は、大量の糖（グルコース）を必要とします。これは一見、非効率に思えますが、実は、がん細胞が増大するために、非常に有利に働いていることがわかっているのです。

　しかし、ここでも、がん幹細胞と子細胞の違いは歴然です。がん幹

62

がん細胞はグルコースがエネルギー源

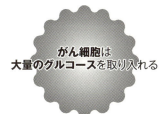

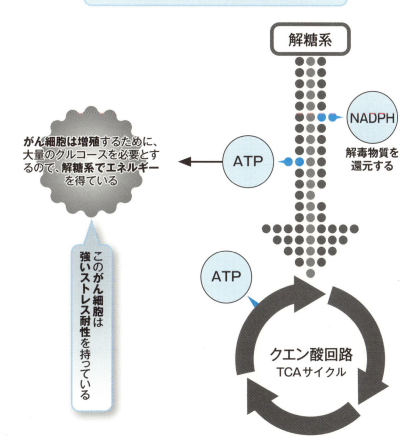

第2章 がん幹細胞の攻略ががん治療の決め手

細胞は、グルコースの利用のしかたが非常に効率的なのです。つまり、がん幹細胞は、グルコースの濃度に合わせて最高の増殖性を発揮することができるのです。

それに対して、がん子細胞は、まったくもって非効率的です。とにかくよく食べる。効率などおかまいなしに、グルコースをむしゃむしゃ食べ続けるのです。なぜなら、子細胞は、グルコース濃度が低いと、死んでしまうのです。

これが、がん患者さんは「炭水化物をあまり摂らないほうがいい」という根拠になっているものです。つまり、「血糖値を下げなさい」というわけです。

ところが、がん幹細胞は、グルコースの濃度に合わせて、自分がどうするかを決めるのです（増殖速度調節）。つまり、グルコースの濃度が低ければ、スピードを落としたり、エンジンを停止したりするのです。これが「状況によって糖代謝を自由に変える力」です。

このように、がん幹細胞は速度調整ができますが、子細胞は常にエンジン全開で、増えるしか道がないのです。そして、グルコースがなくなっただけで、死滅してしまうのです。

酸素や栄養が十分でもHIF-1を出して陣地を大きくする

がん幹細胞は、増殖速度を調節すると同時に、「HIF-1」というものを使って自分を守ります。

HIF-1は、日本語では「低酸素誘導転写因子」といい、細胞が酸素不足に陥った際に誘導されてくる因子です。簡単には、酸素不足になったときのSOS信号のようなものだと考えればよいと思います。

私たちの体は、細胞が低酸素状態になると、この信号を発信して、例えば血管をつくって酸素をもっと取り入れたり、細胞を保護するといった態勢にあるのです。

ところが、がんはこのシステムを悪用することを覚えてしまったのです。

がん組織と正常組織を比べると、正常組織では血管網が発達しているため、栄養や酸素が十分に供給されていますが、がん組織でつくられる血管網（新生血管網）は無秩序で、脆弱なため、働きが不十分です。そのため、血流によって運ばれてくる栄養や酸素が十分ではなく、がん組織は低酸素環境となっています。このため、がんはSOS信号——HIF-1を出しますが、それだけにとどまらず、酸素があるにもかかわらず信号を出し続けるのです。そして、どんどん新生血管を引き入れて、自分の国を大きくし、守っていくのです。

このSOS信号は、がん子細胞も出しますが、それ以上に大量に出しているのががん幹細胞なのです。がん幹細胞が強いゆえんの1つが、ここにあります。

ポリアミンの総量を調節してがん幹細胞は生存する

もう1つ、ポリアミンを排除することで、がん幹細胞は生き延びます。ポリアミンは、一般にはあまり知られていませんが、ほとんどすべての生物（微生物、植物、動物）の細胞内に存在している物質です。細胞の分裂、増殖に深く関係していて、細胞分裂が盛んな組織では、高濃度に存在しています。近年は、新陳代謝を活発にする効果、アンチエイジング効果、動脈硬化を予防する効果などをうたったポリアミンのサプリメントも出回っているようです。

このポリアミンは、がん細胞が抗がん剤や放射線など、何らかのダメージを受けると、細胞内の総量が増します。すると、がんの子細胞はアポトーシスを起こし、絶滅してしまいます。しかし、がん幹細胞は自身の生存のために代謝を制御して、ポリアミン総量を調整してしまうのです。

7 がん撲滅のために続けられる研究

がん幹細胞の研究は日進月歩

　がん幹細胞の概念が定着してきたのは、2010 年頃からです。古くからさまざまな研究者が、その存在を漠然と考えてきたと思われますが、白血病幹細胞の発見を機に、研究が大きく進展しました。

　なぜ、血液がんから研究が進んだかといいますと、血液学の領域では、がん幹細胞という呼び方はしていませんでしたが、白血病の病態に悪性の幹細胞が関係していることは、ずいぶん以前から提唱されていたという背景があります。

　血液は、血球と血漿という細胞成分から成り立っていて、血球には、赤血球、白血球、血小板の3種類の細胞があり、骨の中心部にある骨髄でつくられています。この骨髄の中で血球をつくり出すもととなっているのが造血幹細胞です。

　さて、正常な骨髄細胞を培養すると、この造血幹細胞によってコロニーが形成されますが、白血病細胞も数百から数千個に1個程度だけが白血病細胞コロニーを形成します。もし、白血病細胞がすべて同じがん細胞であれば、すべての細胞がコロニーをつくるはずです。しかし、そうはならないのです。つまり、コロニーをつくる細胞こそが白血病幹細胞なのです。このことは、1980 年頃に発表されています。そして、その後、ゼノグラフトモデルを用いて白血病芽球をマウスに移植し、ヒト白血病の再構築に成功して、白血病幹細胞の存在が証明されました。

　ちなみに、ゼノグラフトとは、異なる種由来の組織を移植する際の移植片で、がん研究ではヒト由来のがん細胞株や組織を免疫不全マウスに移植したゼノグラフトモデルを構築し、抗がん剤投与などの

がん幹細胞の研究

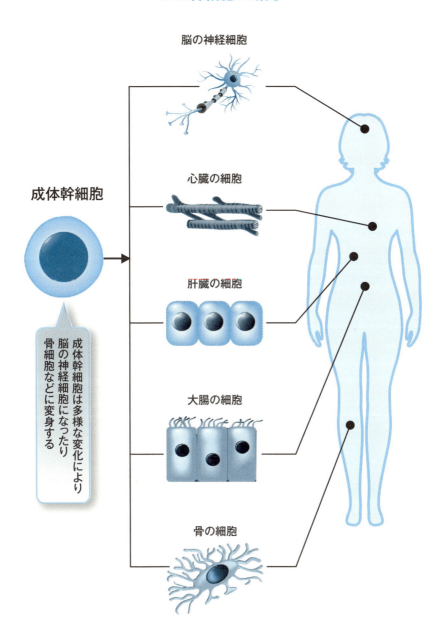

第2章 がん幹細胞の攻略ががん治療の決め手

実験を行うことがよくあります。

成体幹細胞が見つかったことにより研究が進歩

　白血病幹細胞の存在が証明されたことから、幹細胞はおそらく固形がんにも存在するだろう、という仮説が立てられました。先述のように、造血幹細胞は血球をつくるだけですが、組織の幹細胞は実に多様です。例えば、肝臓は、栄養素の代謝、貯蔵、胆汁の生成や分泌、解毒や排泄などの働きをしなければなりません。また、膵臓は、膵液の分泌や、インスリンなどのホルモンを分泌し、血糖を一定濃度にコントロールするといった役割を担っています。

　ですから、がんどころかこんな複雑な臓器や組織の細胞に、幹細胞があるのだろうか？　かつては、それすらも不明だったのです。

　しかし、骨髄由来の幹細胞が見出されたのに続いて、さまざまな組織から成体幹細胞が見つかりました。そして、固形がんにも幹細胞があるという仮説が立てられ、さまざまな研究が続けられているのです。

期待されるがん幹細胞の研究

　このがん幹細胞の概念を導入することにより、がんの多様性、複雑性の要因が明確になりました。それによって、新しいがん治療への道も開けてきました。それは、すなわち、がん幹細胞を標的とする治療法です。

　しかし、すでに知られているがん幹細胞のマーカーの多くは、正常組織幹細胞にも発現しています。ですから、それらのがん幹細胞マーカーを標的として治療を行うと、正常組織幹細胞も傷害されて、正常臓器に重大な副作用が起こる可能性があります。そこで、がん幹細胞に特異的なマーカーを探す必要があります。そのため、そうした研究がいま盛んに行われているのです。

例えば、大腸がん幹細胞に特異的なマーカーを見出した、という報告があります。これまで腸管のがん幹細胞を標識する分子マーカーは明確ではありませんでしたが、近年、細胞工学の進歩によって、がん幹細胞を特定するマーカーが、いくつも見つかってきたのです。そして、そのマーカーに合わせた治療法も考えられるようになりました。

　興味深いことに、がん幹細胞に特有なマーカーは、機能にも関与している可能性があります。ですから、そのマーカーをターゲットにするということは、単に細胞を除去するだけでなく、がん幹細胞の機能を抑制することにもつながります。

　いずれにしても、がん幹細胞の研究は、今後ますます盛んになると考えられます。

8 強力なパワーとずる賢さを持つがん幹細胞

がん幹細胞が生まれる3つのケース

前にもお話ししましたように、がん幹細胞は自己複製能と多分化能を有する反面、遺伝子変異によってそれらの制御ができなくなった細胞です。すなわち、尋常でない爆発的な変化が起こることで、がん幹細胞というモンスターが誕生するわけです。

そして、その誕生には、以下のような3つのケースがあります。

◼1正常組織幹細胞ががん幹細胞になるケース

細胞のエピジェネティックな変化は、がん遺伝子の発現やがん抑制遺伝子の発現抑制を誘導し、影響を受けた細胞の増殖が活性化されます。その際、その一部は良性腫瘍を形成することがありますが、この段階では人体に及ぼす影響は、それほどではありません。

しかし、エピジェネティックな変化によって、染色体が不安定なまま細胞が増殖を繰り返すと、がんの形成に必要な遺伝子変異を引き起こすベースをつくり出してしまいます。その結果、エピジェネティックに変化した細胞に決定的な変化が生じ、それが幹細胞であれば、がん幹細胞に変化してしまうのです。

◼2分化した細胞がリプログラミングを経て、がん幹細胞化するケース

エピジェネティックな変化を生じた細胞は、周辺環境が改善されない限り、その後もエピジェネティックな変化が続いて起こる可能性が高いと考えられます。その中で、リプログラミングによってすでに分化した細胞が、幹細胞の性質を獲得することが考えられます。

がん幹細胞は住みやすい環境をつくる

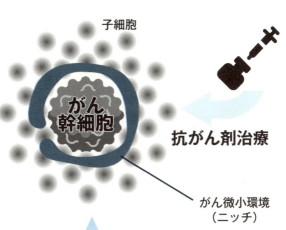

放射線治療や抗がん剤治療をしても、子細胞は死滅するが、がん幹細胞は生き残っている

なぜ、がん幹細胞は死なないのか

がん幹細胞は自分が生き残る環境をつくり、片腕となる参謀役を育てている

3 化生を経て、がん幹細胞が生まれるケース

　化生とは、いったん分化成熟した細胞が、他の分化成熟した細胞の形態に変化することです。慢性胃炎の際に胃の上皮が腸の上皮に変わったり、腸炎の際に腸の上皮が胃の上皮に変わったりすることがありますが、それが化生です。

　この化生は前がん病変とも考えられており、例えば腸の組織が胃にできる腸上皮化生という病変は、ピロリ菌感染やストレスの影響を受けるとされていて、胃がんの症例に多く観察されています。これは生活環境から生じる外的な因子がエピジェネティックな変化として細胞に伝わることから、胃の細胞にエピジェネティックな変化が起こり、胃の細胞がリプログラミングされて、腸の細胞に変化したと考えることができます。

　つまり、外的因子によって細胞に生じるエピジェネティックな変化は、細胞のリプログラミングを誘導することができるということなのです。

　そして、リプログラミング後の細胞集団に、幹細胞の性質を持った細胞が含まれる場合は、それらが遺伝子変異を引き起こし、がん幹細胞となるのです。

遺伝子変異でがん幹細胞が生まれる

　ではここで、1つの例として、肝臓でのがん幹細胞の発生モデルを見てみましょう。

　肝臓は、私たち人間の臓器の中で、例外的に非常に高い再生能力を持っています。このため、肝障害時や肝切除術後の肝細胞喪失などに対して、残された肝臓の細胞（肝細胞）が肥大、増殖することで、肝臓の容積や機能を回復することができます。

　しかし、肝細胞の増殖が阻害されるような、より重篤で慢性的な障

害が生じると、門脈周辺に胆管上皮細胞（肝内胆管を形成する細胞）によく似た細胞——「オーバル細胞」が、管腔構造をつくりながら増殖してきます。

　オーバル細胞は、慢性的な障害によって胆管上皮細胞から派生するという考えが一般的で、この場合は、胆管上皮細胞に何らかのエピジェネティックな変化が起こることで細胞の運命がリプログラミングされて、肝幹前駆細胞の性質を持つオーバル細胞へと変化すると考えられます。しかし、一方で、慢性的な肝障害によって幹細胞の運命がリプログラミングされた結果、幹細胞がオーバル細胞に変化することも考えられます。

　それはさておき、では、肝臓内に生じたオーバル細胞は、幹細胞化するのでしょうか。

　免疫不全マウスの実験では、「正常なオーバル細胞の皮下移植では腫瘍は形成されないが、がん抑制遺伝子の1つであるp53を欠損したオーバル細胞の皮下移植では、肝細胞がんと胆管上皮細胞がんの両者を含む大きな腫瘍が形成された」ことが報告されています。これによって、オーバル細胞に遺伝子変異が起こると、オーバル細胞は悪性の混合腫瘍をつくり出すことができるがん幹細胞の性質を獲得することが明らかとなったのです。

　これは肝臓がんのケースですが、いずれにしても、がん幹細胞が生まれるためには、何らかの遺伝子変異が生じることだけは、明らかです。

がん幹細胞の生存環境が問題

「強い力」と「ずる賢さ」を併せ持つがん幹細胞ですが、誰の手も借りずに、ここまできたわけではありません。

　誕生、そしてがん幹細胞である自分を維持するためには、常に影の「協力者」がいるのです。

例えば、放射線治療や抗がん剤治療をしても、子どもの細胞は死にますが、がん幹細胞は生き残ります。それは、がん幹細胞だけの力でできる芸当ではないということです。そこには必ず、知恵もあり、行動力もある「参謀」がいるはずなのです。

　では、その参謀の正体とは、いったい何なのでしょうか。それは、がんを取り巻く微小環境（ニッチ）にほかなりません。がん幹細胞は、自ら生存環境をつくり、自分の片腕となる参謀を育て、勢力を広げていくのです。

　次章では、その微小環境について、詳しくお話ししたいと思います。

第 3 章

免疫チェックポイント阻害剤
が治療効果を劇的に上げる

1 免疫チェックポイント阻害剤が最新治療に活きる

免疫チェックポイント分子の発見が大きい

2018年、「免疫の働きの低下を防ぐがん治療法の発見」でノーベル生理学・医学賞を受賞した京都大学特別教授・本庶佑氏が、免疫にブレーキをかけるスイッチ「PD-1」を発見したのは、1992年のことでした。免疫細胞がアポトーシスを起こす分子の探索を進めていたところに、偶然見つかったそうです。当時は、このタンパク質がどのような働きをするのか、よくわかっていませんでしたが、氏は「構造がユニーク。必ず何か出てくる」と研究を続け、機能を突き止め、7年の時間を要して論文発表に至ったそうです。

一方、もう1人のノーベル医学生理学賞受賞者である米テキサス大学教授のジェームズ・アリソン氏は、1995年に「CTLA-4」というタンパク質が、T細胞の表面についていることを発見しました。このCTLA-4も免疫にブレーキをかけるスイッチです。

これらのスイッチは「免疫チェックポイント分子」といい、がん細胞は、この免疫チェックポイント分子による免疫抑制機能を積極的に活用し、免疫系からの攻撃を回避しています。

がん細胞は護身のために利用している

免疫チェックポイント分子は、免疫の恒常性を維持するために、自己に対する免疫応答を抑制するとともに、過剰な免疫反応を抑制する分子です。すなわち本来、T細胞の過剰な活性化を抑え、自己を攻撃しないために存在しているわけですが、がん細胞はそれを護身のために利用しているのです。

現在、さまざまな免疫チェックポイント分子とそのリガンド（特定

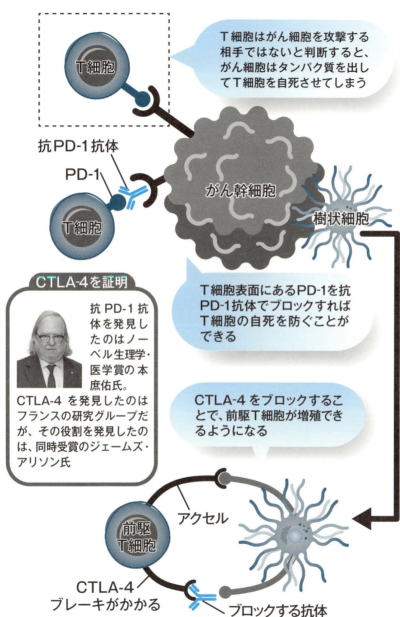

の受容体に特異的に結合する物質）が発見されていますが、その代表的なものが、ノーベル賞を受賞したPD-1とCTLA-4です。

この2つの免疫チェックポイントの機序は異なり、PD-1は比較的シンプルですが、CTLA-4はやや複雑といえるかもしれません。

T細胞の90%は死滅する

これらの機序を理解するために、まず免疫系の要ともいえる「T細胞」について、少しお話ししておきたいと思います。

T細胞は造血幹細胞に由来する、いわば獲得免疫の中心的司令塔で、表面にT細胞受容体（TCR）と呼ばれる抗原受容体を発現する細胞として定義されます。

造血幹細胞から派生した先駆T細胞は、胸腺へ移動した後に分化成熟し、抗原と一度も遭遇したことのないT細胞（ナイーブT細胞）になります。そして、ナイーブT細胞は、リンパ節内で抗原を提示した樹状細胞と出会うことにより、エフェクターT細胞へと活性化します。

エフェクターT細胞は、大きくは細胞障害性T細胞（CTL）とヘルパーT細胞に分けられ、ご承知のようにCTLは、がんをはじめ、生体に危害を加える細胞を殺傷します。

一方、ヘルパーT細胞はいくつかの種類があり、なかでもTh1（1型ヘルパーT）細胞とTh2（2型ヘルパーT）細胞の2種類がよく知られており、Th1は細胞性免疫を促進し、Th2は液性免疫を促進します。Th1が樹状細胞の持ってきたがんの情報を受け取ると、今度はCTLの出番です。CTLはすぐさま戦闘態勢を整えて、がん攻撃に出発するのです。

こうしてT細胞はそれぞれの役目を果たしていくわけですが、活性化されたT細胞の90%は死滅し、残り10%の細胞がエフェクター

ナイーブT細胞は進化していく

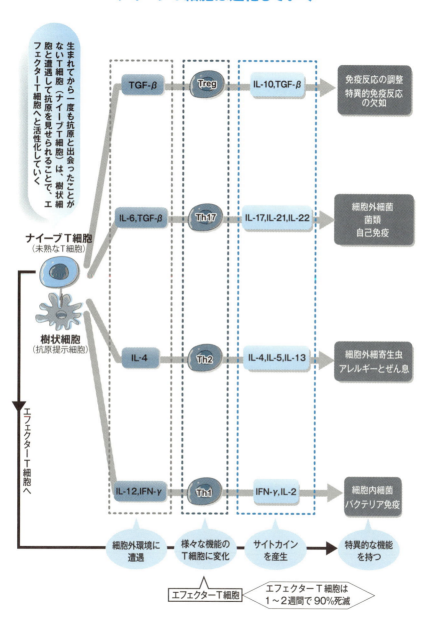

メモリーT細胞とセントラルメモリーT細胞へと分化し、長期間、体の中に存在することで、免疫学的記憶が維持されます。

がん細胞は自分を守るためにブレーキをかける

では、本題に戻りましょう。

PD-1は、非活性型のT細胞がペプチド刺激（がんの情報）によって活性型になったCTLに発現します。そして、がん細胞は、このCTLが持っているPD-1というブレーキを踏むために、PD-L1と呼ばれるリガンドを発現させるのです。

このPD-1とPD-L1が結合すると、チロシン脱リン酸化酵素という物質が免疫チェックポイント分子の細胞内領域に集まって、CTLの活性化に必要な反応が阻害されます。それによって、CTLは機能不全に陥り、さらにはアポトーシスを起こすことになります。

つまり、PD-1とPD-L1は、「鍵と鍵穴」の関係にあり、結合すると、がん細胞からCTLに「これは攻撃対象ではない、攻撃をやめろ」という信号が送られるのです。するとCTLはその信号を信じてしまい、がんへの攻撃を止めてしまいます。そして、行き場を失ったCTLは、そのまま死滅してしまうのです。

PD-L1はがん細胞だけでなく、さまざまな細胞において発現していますが、正常な細胞は過剰な炎症のときにだけブレーキを踏みます。これが先述した本来の免疫チェックポイントの役割です。しかし、がんは自分を守るために、手当たり次第ブレーキを踏んでいるということなのです。

がん細胞は樹状細胞にまで働きかけている

このように、PD-1というブレーキは、がんが直接踏んでCTLの攻撃をかわしますが、それに対してCTLA-4というブレーキを踏むの

がんは護身のためにブレーキを踏んでいる

アクセルとブレーキの関係

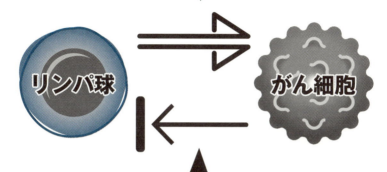

PD-1とPD-L1の経路

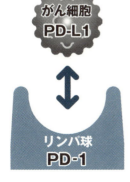
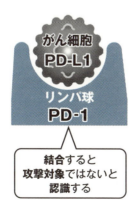
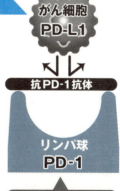

は、劣化（酸化）した樹状細胞です。これは樹状細胞が、がんに手なずけられて、がんの手先になってしまった状態です。

　もともとの樹状細胞は、がん細胞を発見すると、その情報を手に入れて、ヘルパーT細胞を介して、CTLに引き渡す働きをしています。つまり、「あそこにがんがいるから、すぐに行って攻撃してください」と指令を送るわけです。するとヘルパーT細胞は、体に危険が及んでいると判断し、CTLを出動させるわけです。

　ところが、がんはこの動きを察知して、樹状細胞に働きかけてブレーキを踏ませるように仕向けるのです。

劣化した樹状細胞はつねにブレーキを踏んでしまう

　CTLA-4は、T細胞上に限局して発現する免疫チェックポイント分子で、T細胞が活性化されると急速に発現が誘導されます。しかし、それが過剰に発現すると、今度は活性化を抑制する方向に働きます。つまり、CTLA-4は、T細胞の活性化の度合いによって、発現の多少が調節されているわけです。

　そして、ここで重要な役割を果たしているのが樹状細胞なのです。樹状細胞は「B7」という分子を持っていて、それがT細胞の「CD28」という分子と結合すると、T細胞が活性化されます。他方、B7がCTLA-4に結合すると、T細胞の活性化が抑制されるのです。

　ところが、がんの手先になってしまった酸化型樹状細胞（劣化した樹状細胞）は、本来CD28というアクセルを踏まなければいけない状況のときに、反対にCTLA-4というブレーキを踏んでしまいます。

　また、CTLA-4はTreg（制御性T細胞）上にもあり、Tregから樹状細胞にマイナスの信号が伝わることによっても、樹状細胞はCTLのCTLA-4ブレーキを踏むことになります。さらにTregは、それとは別なルートで、マイナスの信号をCTLに直接送ります。すると樹状細胞

のブレーキを踏むスピードが、ますます加速されるのです。こうして CTL は、がん攻撃の術を失ってしまうのです。

新しい免疫療法はブレーキを解除させる

これまでお話ししてきましたように、免疫チェックポイントは車のブレーキのようなものです。そして、その仕組みを悪用しているのががん細胞です。このブレーキを解除して、がんを攻撃できるようにするのが、新しいがん免疫療法のメカニズムで、そのために開発されたのが「免疫チェックポイント阻害剤」です。

ちなみにPD-1 に対する阻害剤には、「抗PD-1 抗体（ニボルマブ、ペムブロリズマブなど）」、「抗PD-L1 抗体」（アテゾリズマブ、アベルマブなど）が、CTLA-4 の阻害剤には「抗CTLA-4 抗体（イピリムマブ）」があります。

第3章

免疫チェックポイント阻害剤が治療効果を劇的に上げる

2 腫瘍間質はがんの支配下にある

がんの組織は間質細胞を知ることから始まる

　がんの組織はがん細胞だけでなく、炎症細胞や、血管、リンパ管、線維芽細胞、細胞外基質など間質（腫瘍間質）を構成する間質細胞からつくられています。なかでも線維芽細胞は、「腫瘍間質」を構成する主要な細胞で、その多くが筋線維芽細胞の形質を示し、がん組織の構造および機能の調整役として働きます。

　線維芽細胞からは、インスリン様成長因子（IGF-1）、線維芽細胞増殖因子（FGF-2）、幹細胞増殖因子（HGF）などのがん増殖因子がつくり出され、直接的にがん細胞の増殖や生存を促進します。

　また、HGF は「上皮間葉転換（EMT）」を誘導します。EMT とは、上皮細胞がその細胞極性（細胞に存在する極性）や周囲細胞との細胞接着機能を失って、遊走能や浸潤能を得ることで間葉系様の細胞へと変化する過程です。つまり、このEMT によって、がんの浸潤や転移を促進させるということです。

　さらに、線維芽細胞は、腫瘍血管新生を亢進させ、がんの増殖をより促進させます。コラーゲンやプロテオグリカンなどの細胞外マトリックス（ECM）を産生して、がん細胞の線維化に関与し、それと同時にECM を分解するタンパク質分解酵素（MMP）を活発につくり出し、ECM のターンオーバーを亢進させます。

腫瘍間質はがんのために働く

　一方、がん関連線維芽細胞は、恒常的または動的にPD-L1を発現していて、アポトーシスを促すことで知られているサイトカインであるトランスフォーミング増殖因子β（TGF-β）と、CXCL12 というケ

EMTががんの浸潤や転移を促進させる

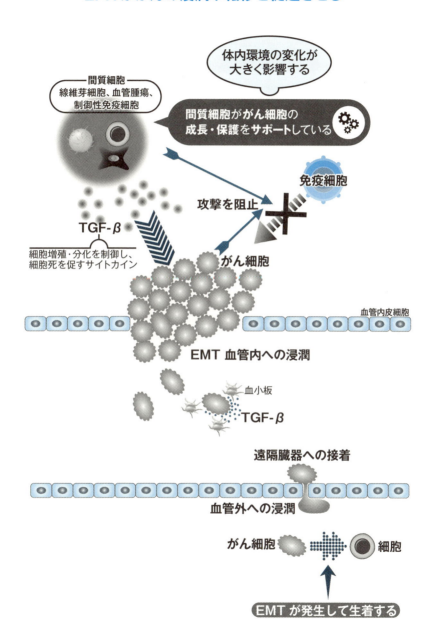

モカインの産生を介して、T細胞の流入と機能を抑制し、IL（インターロイキン）-4、IL-6、IL-8の産生によって、マクロファージを「免疫を抑制するマクロファージ（TAM／腫瘍関連マクロファージ）」へ分極化させ、さらに樹状細胞の成熟を抑制します。

このように腫瘍間質は、いろいろなものが混在している「不思議な市場」のようなものです。がん細胞がこの腫瘍間質を通ると、EMTのようにがんの形や性質が変わります（形質転換）。混在しているさまざまなものも変化します。そして、それらはすべて、がんのために働きます。つまり、腫瘍間質は完全に、がんの支配下にあるのです。

そして、このがんの支配は、がんが進行すればするほど強くなります。同じがんでも、進行が進むと間質の割合が増えること、また膵臓がんやスキルスがんのような悪性度の高いがんでは間質の割合が多いことが知られています。

腫瘍間質がバリアになっていた

そこで、腫瘍間質をターゲットにした、免疫治療を含めた治療戦略が考えられるようになりました。

例えば、EMT形質を獲得したがん細胞ではMMPに対する免疫応答が複数報告されていますが、そのMMPは抗原特異的な免疫治療の有効な候補であるとされています。また、ECMとして有名なヒアルロン酸をターゲットとした治療の研究も進められています。

がん治療を効果的に行うためには、まず腫瘍間質を取り去ることです。治療のネックになっていたバリアを取り除くことで、がんは正常な免疫から攻撃されるようになるのです。

3　3種類の免疫抑制細胞が免疫細胞の攻撃を阻止

炎症性物質と酸化物質が免疫の働きを阻害している

　免疫の働きを邪魔するものは、まだ他にもあります。その1つが「免疫抑制細胞」です。がんが進行すると、それにともなって免疫力が低下し、免疫治療の効力も低下します。これは「TAM（腫瘍関連マクロファージ）」、「MDSC（骨髄由来免疫抑制細胞）」、「Treg（制御性T細胞）」といった3種類の免疫抑制細胞が、幅を利かせているからにほかなりません。

　この三大免疫抑制細胞を支配しているものは2つの悪性因子で、1つは直接的に支配している「炎症性物質」、もう1つは「酸化物質」です。そして、これら悪性因子を支配しているのが、実は、がん幹細胞なのです。つまり、がん幹細胞はこういう悪い物質を出しながら、免疫抑制細胞を操っているのです。

　がん幹細胞が「がん帝国」の独裁者（王様）だとすれば、国民はがん子細胞で、TAM、MDSC、Treg は、さしずめ幹部クラスの役人といったところです。あるいは「がん帝国」の軍隊――陸軍、海軍、空軍それぞれの指揮官といってもいいでしょう。この3つの軍隊は、非常に緻密な防衛体制をつくって、王様であるがん幹細胞を守っているのです。では、具体的にどのような手を使って、免疫細胞の攻撃を防いでいるのでしょうか。

悪玉マクロファージがんをサポートしている

　TAM（腫瘍関連マクロファージ）は、がんとその周辺に集まってくる、いわば悪玉のマクロファージです。

　マクロファージは、多様な細胞集団で、その形質、特性、機能はマク

第3章　免疫チェックポイント阻害剤が治療効果を劇的に上げる

ロファージを取り巻くサイトカインなどの環境により左右されます。

　浸潤したマクロファージは、Th1 およびTh2 サイトカインによって、M1 型、M2 型にそれぞれ分化します。M1 マクロファージは古典的活性化マクロファージで、すなわち炎症性サイトカインやケモカインを分泌して、抗原提示細胞として、情報（MHC クラスⅡ分子＋抗原ペプチド）をT 細胞に伝えて活性化させる役目を持っています。

　それに対し、M2 マクロファージは組織修復などに関与するため、その機能的な性質からTAM はM2 マクロファージと考えられていました。しかし、がん組織に浸潤するマクロファージは、M2 マーカーを発現しながらTNF-α（腫瘍壊死因子）などのM1 型のサイトカインを産生していることから、実際にはTAM をM1、M2 に分類するのは難しいとされています。

　が、いずれにしてもTAM は、多彩な機能を発揮して、がんをサポートしていることは間違いのないことです。

　とはいえ、マクロファージを悪玉に変質させるのは、やはりがんです。がん細胞はCCL というケモカインを出してマクロファージを引き寄せ、自分の中に取り込むのです。するとマクロファージはTAM となり、がん細胞や間質から分泌されたVEGF（血管内皮増殖因子）を介して、内部のより高度の低酸素領域に誘導されて、がんのために働くことになります。つまり、がん細胞は、自分の都合のいいように、マクロファージを教育するのです。

　教育され、「立派なTAM」になったマクロファージからは、VEGF やIL-8 などの血管新生因子や細胞増殖因子がつくられ、がんの血管形成、浸潤、転移を促進します。さらに、IL-10 を大量につくり出すほか、TGF-β（トランスフォーミング増殖因子β）やPGE₂（プロスタグランジンE2）といった因子や生理活性物質の産生により、T 細胞をアナジー（不活性化して再び同じ抗原に出合っても反応できない状態）に

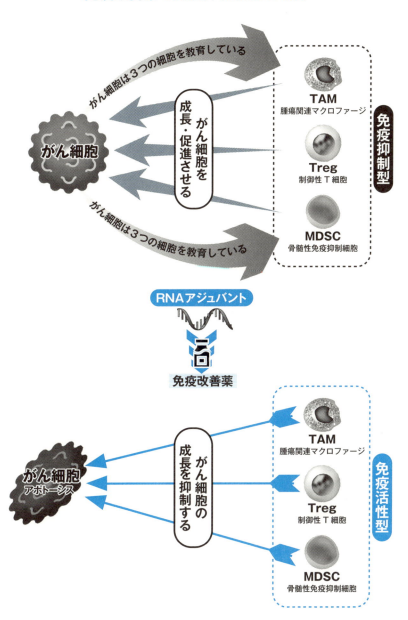

誘導します。

MDSCががん化すると細胞の分化が阻害される

　MDSC（骨髄性免疫抑制細胞）は、がんや炎症によって、本来骨髄の中に存在する細胞が、がん局所や全身の血液循環に出現する未熟な細胞群です。正常な状態では、マクロファージ、樹状細胞、顆粒球といった免疫系の細胞に分化していきますが、がんになるとこの分化が阻害され、体内にMDSCが増えてしまいます。そして、その増加したMDSCは、がん細胞から分泌されるエクソソームや、がん細胞がつくり出すサイトカインやケモカイン、可溶性分子が、骨髄系前駆細胞に働いて誘導され、がん化が進行するにつれ、がん巣に集積し、がんの手下として機能するのです。

　例えば、MHC分子（抗原提示分子）非拘束性、抗原非特異的にT細胞の免疫反応を阻止して、T細胞をアナジーまたはアポトーシスへと導くこともその1つです。また、TGF-βをはじめとする多くの免疫抑制因子を出して、Tregを誘導します。そして、がん巣内でTregやTAMなどと協働して、相乗的に免疫抑制環境をつくり出しているのです。

がんを殺す制御性T細胞が免疫機能を無力化する

　Treg（制御性T細胞）は、MDSCと並ぶ強力な免疫抑制細胞です。

　免疫系が過剰に働くと、正常な細胞や組織にも害がおよぼされ、自己免疫疾患、炎症性疾患、アレルギー疾患などの病気を引き起こします。このため、免疫系が適切に働くためには免疫応答のバランスを維持する仕組みが必要です。Tregは、その免疫応答を抑える機能を持ち、免疫の暴走を抑制しています。

　ところが、がんになるとこの細胞が異常に増えて、本来がんを殺す

働きをする免疫機能を無力にしてしまいます。

　例えば、Treg は樹状細胞に接着し、樹状細胞の特異的免疫反応を抑制状態にしてしまいます。それによって樹状細胞は抗原提示能力が低下し、がんを攻撃する指令をT細胞に伝えることができなくなってしまうのです。

　Treg を誘導するのは、がん細胞から出ているTGF-βです。そして、Treg からはCTLA-4 が発現され、それが樹状細胞のB7 と結合すると免疫抑制因子が出てきて、CTL の働きを抑えてしまうのです。

３つの免疫抑制細胞を抑える

　いずれにしても、これら３つの免疫抑制細胞のどれか１つでも活性化していれば免疫的にがんを制圧することは困難です。

　そこで、免疫の検査結果をふまえて、該当する免疫抑制細胞を抑える免疫改善薬を使用することを考えなくてはなりません。

4 免疫系を無力化する免疫抑制細胞

免疫抑制因子は正常な免疫系からの攻撃を阻止

がんは、さまざまな免疫抑制因子からも守られています。

この免疫抑制因子は、がん細胞および、悪性のマクロファージ（腫瘍関連マクロファージ）や線維芽細胞、腫瘍血管といったがんに操られている腫瘍間質細胞からつくり出され、正常な免疫系からの攻撃を阻止する役割を果たしています。

では、そのメンバーをご紹介しましょう。まず、免疫抑制の液性因子としては、

◆**IL-6**（インターロイキン-6）

◆**TNF-α**（腫瘍壊死因子）

◆**PGE$_2$**（プロスタグランジンE2）

◆**IL-10**

◆**VEGF**（血管内皮増殖因子）

などが挙げられます。

また、その他の免疫抑制因子としては、

◆**TGF-β**（トランスフォーミング増殖因子β）

◆**PD-L1**

などがあります。

炎症性物質が悪液質を誘発する

IL-6、TNF-α、PGE$_2$、IL-10、VEGF は炎症性物質です。この炎症性物質が過剰に産生されると、代謝異常が起こり、悪液質（体重減少、低栄養、消耗状態）が誘発されます。

●IL-6

特に、IL-6 はこの代謝異常に深く関わっていて、例えば、体内のタンパク質を分解する酵素を放出して、体内のタンパク質をアミノ酸に分解します。このため、進行したがん患者さんでは、筋タンパク質が崩壊・萎縮し、肝臓への負担が影響してアルブミン値が低くなり、脂肪組織も減少し、食欲を促すグレリンの分泌も低下、胃の運動も低下して、体が痩せ細ります。

●TNF-α

TNF-α は、固形がんに対して出血性の壊死を誘導する因子として発見されましたが、後に炎症に関わる主要なサイトカインであることがわかりました。

IL-6 と同様、代謝異常に関わっており、脂肪組織からTNF-α が産生されると、糖代謝異常を起こすことがわかっています。また、それと同時にTNF-α は、腫瘍血管新生にも関与しています。

●PGE$_2$

PGE$_2$ は、強い血管拡張作用によって、好中球、マクロファージといった免疫細胞の組織への浸潤を助長し、炎症を引き起こします。また、T 細胞の 1 つである17 型ヘルパーT 細胞（Th17）の活性化に関与しており、特に慢性炎症によるがん化の成長因子として働いていると考えられています。

一方、PGE$_2$ は、T 細胞を活性化させるIL-2 とIL-2 受容体の発現を低下させ、1 型ヘルパーT 細胞（Th1）の免疫応答を抑制し、2 型ヘルパーT 細胞（Th2）の免疫応答を亢進させることにより、強力な免疫抑制作用を示します。さらに、樹状細胞の分化、機能の抑制、Treg の活性化にも働きます。

PGE$_2$ が過剰に産生されると、発熱、食欲不振、疲労感など、多彩な生体反応を起こします。

●IL-10

IL-10 は主にTh2 より産生されますが、他に活性化B 細胞、単球、肥満細胞、角化細胞からも産生されます。

主に単球系細胞に作用して、炎症系サイトカインの産生をはじめとする免疫機能を抑制性に制御するほか、リンパ球に対しても単球系細胞を介して、間接的に抑制します。

また、Th2 が関与する疾患であるアレルギーの発症にも深く関わっています。

●VEGF

VEGF は、血管新生を促すタンパク質です。がんは自らVEGF を産生し、周囲の血管新生を促します。その結果、血管ががんの中に引き込まれ、栄養や酸素の供給を受けて増殖、転移していきます。

VEGF は酸素が欠乏した状態のときにつくられますが、がんは酸素が足りないことを感知すると、低酸素誘導因子（HIF）という物質を出します。すると、VEGF をはじめとする血管新生因子が誘導され、新しい血管がつくられるというわけです。

これらの炎症性物質（液性因子）は、次項でお話しする「JAK-STAT」の異常を引き起こすことがわかっています。

T細胞の働きや増殖を抑制する因子

さて、TGF-β とPD-L1 についてですが、PD-L1 は先述のようにPD-1 のリガンドで、PD-1 と共同でT 細胞の働きを抑制または停止

遺伝子異常および抗腫瘍T細胞による免疫抑制

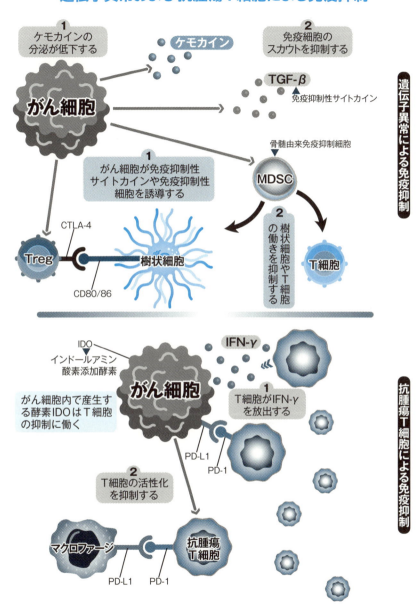

出典：小野薬品「Immuno-Oncology」を参照

第3章 免疫チェックポイント阻害剤が治療効果を劇的に上げる

させる因子です。

　一方、TGF-βの作用は極めて多様で、免疫細胞を含めて、多くの細胞の増殖を抑制することを筆頭に、細胞の分化、増殖、さらに細胞機能の調節などに関与しています。しかし、がんの進展においては、がん抑制作用と浸潤、転移促進作用をもつという二面的な作用が広く知られています。すなわち、早期のがんでは増殖抑制作用やアポトーシス誘導により、腫瘍抑制因子として働きますが、進行したがんでは腫瘍促進因子として働きます。

　腫瘍促進のプロセスは次のようなものです。TGF-βはまず、がん細胞のEMT（上皮間葉転換）を誘導します。するとがん細胞の運動能や浸潤能が亢進し、がん細胞が自分の城を築く上で重要な支持母体ができてしまうのです。そして、抗がん剤に対する抵抗性が亢進します。

　また、TGF-βは、細胞外マトリックスの産生を促進して、組織の線維化を引き起こします。線維化した細胞——線維芽細胞は、がんの増殖、浸潤、転移において重要な働きをすることは、よく知られているところです。

　さらに、TGF-βは、先述のVEGFなどの発現を誘導し、腫瘍血管新生を促進させます。がんの転移は多段階のステップにより成り立っていますが、TGF-βはその遠隔転移の多段階においても、さまざまなメカニズムを介して、転移を促進させることもわかっています。

5　炎症性物質がJAK-STAT経路を乱している

JAK-STAT経路の活性化

樹状細胞は、がん組織やリンパ節でがん細胞の目印である抗原ペプチドを取り込んだ後、リンパ節内でナイーブT細胞に抗原提示して活性化させます。そして、活性化したT細胞（CTL）はがん組織へと遊走して、同じ目印を持ったがん細胞を攻撃します。簡単には、これがT細胞ががんを攻撃するシステムです。

しかし、このシステムには、実はもう1つ重要な要素があります。それは「JAK-STATシグナル伝達経路」という経路の活性化です。

このJAK-STATシグナル伝達経路は、細胞外からの化学シグナルを細胞核に伝えて、DNAの転写と発現を起こす情報伝達系で、免疫、細胞の増殖と分化、アポトーシス、発がんなどに関与している経路です。

CTLががんを攻撃するには、まずインターフェロンなどの「免疫促進サイトカイン」がT細胞のもとにやってきて、T細胞表面にある受容体に結合します。するとJAK-STAT経路に信号が送られ、T細胞の活性化が起こるのです。

活性したCTLは、勢いよくがんに向かい、がんをアポトーシスさせます。

JAK-STAT経路の不活性化は異常行動を誘発

しかし、がんが、それをただおとなしく受け入れるはずもありません。がんは反撃に出て、JAK-STATの正常活性を妨げます。すなわち、がんは直接、または前項でお話ししたような「炎症性物質」を使って間接的に、JAK-STAT経路を乱す信号を出すのです。

そうするとCTLは、活性化しなくなって静止状態に陥ったり、あ

第3章　免疫チェックポイント阻害剤が治療効果を劇的に上げる

97

るいは異常行動を起こして、がんを攻撃することができなくなってしまいます。異常行動とは、例えばCTL が車に乗ってがんのほうに向かっていこうとしても、車が制御不能になって、とんでもない方向に行ってしまうようなことです。

　ちなみに、乳がんのうち約50% は、このがんによるJAK-STAT 経路を乱す信号のために、CTL に異常行動が起こり、アレルギーが起きやすい状態に陥っています。

　これまで、免疫系に対するがんの抵抗というと、例えば腫瘍間質で跳ね返されてしまったり、あるいはブレーキ（PD-1、CTLA-4 など）を踏まれて途中でストップしてしまうなど、多くが「抑制」のメカニズムでしたが、このJAK-STAT 経路の不活性化は、異常行動を起こさせるという、がんの新種の手口です。

阻害薬で新薬の効果も上がる

　これに対抗するには、JAK-STAT 経路を乱す信号を遮断することです。それによってJAK-STAT 経路が正常化され、免疫が正常化され、免疫新薬の有効性も上がります。

　そうしたJAK やSTAT の異常な活性化の経路をブロックする阻害薬はすでに何種類も開発されていて、その阻害はがん細胞を死に至らしめる可能性があると期待されています。

　ただし、JAK-STAT 経路が異常に活性化されると、免疫系が自分の正常な細胞や組織に対して、過剰に反応し攻撃を加えてしまう自己免疫疾患を発症したり、むしろがんを助長してしまうといったことが起こる可能性があるので、注意が必要です。

JAK-STAT経路

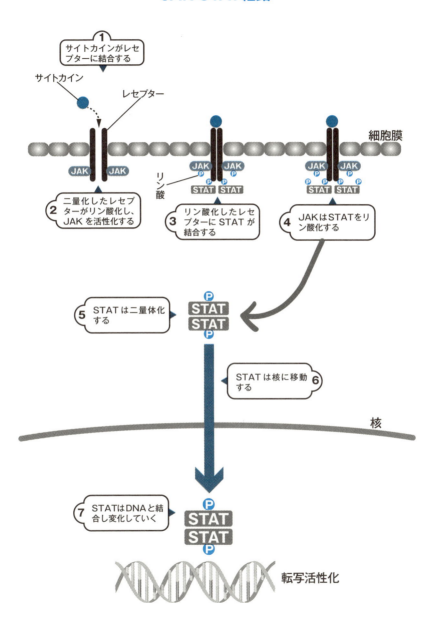

第4章
T細胞の疲弊解除に抗PD-1抗体が必須

1 Tregは免疫を抑制してがんの成長を助ける

Treg（制御性T細胞）が免疫細胞治療の効果を低下させる

がんの免疫応答がきちんと起きている環境では、INF-γ（インターフェロンγ）やIL-12、TNF-α（腫瘍壊死因子α）などが優位な、いわゆるTh1の土壌になっています。しかし、がん患者さんの体内では、がん細胞から放出されるエクソソームや、間質からのIL-10、TGF-β（トランスフォーミング増殖因子β）、IDO（トリプトファン代謝酵素）などの免疫抑制因子が優位となり、さらにそれらの因子により、間葉系幹細胞、がん関連線維芽細胞、TAM（腫瘍関連マクロファージ）、MDSC（骨髄由来免疫抑制細胞）などが分化誘導され、ますます免疫抑制状態となり、がん微小環境を築き上げることになります。

そして、それにともなって、免疫力が低下し、免疫細胞治療の効力も低下します。この負のスパイラルの主因の1つがTreg（制御性T細胞）です。

がんとTregは親分子分のような関係

がんが進行してTregが増加すると、免疫系が機能しなくなり、さらにがんの悪化を招きます。

前章でもお話ししましたように、Tregは免疫応答を抑制する機能を持ち、自己免疫疾患や炎症性疾患、アレルギー疾患などを引き起こす過剰な免疫応答を制御する役割を担っている細胞で、本来、正常な免疫機能の維持にとって必要不可欠な存在です。つまり、Tregは、T細胞が行きすぎた攻撃をしないように、つねに監視をして、コントロールをしている細胞です。

ところが、がんになると、この細胞が異常に増えて、がん組織に集

積することによって、がん細胞に対する免疫を抑制して、がんの成長を助けてしまうのです。また、末梢血中においても、Treg が増加しているがん患者さんほど予後が悪いことが報告されています。

がんと Treg の関係は親分と子分のようなもので、がんが出現すると Treg は正常細胞を裏切って、がんのために働くようになるのです。

がん支配下の Treg は T 細胞の燃料を消費する

Treg の一般的な特徴は、細胞表面に CD4、CD25 という分子を発現し、かつ核内には Foxp3 という分子が発現していることが知られていますが、がんに多く存在している Treg は、正常な Treg と比べると、機能も細胞マーカーも異なります。

すでにご承知のように、免疫系が正常であれば、T 細胞は PD-1 というブレーキを持っていて、自らも過剰な活性化を抑制します（がんは、そのシステムを利用して、T 細胞の攻撃をかわしているわけですが……）。一方 Treg は、T 細胞の燃料を積極的に消費・減少させることで、免疫応答を制御します。すなわち、T 細胞の燃料にあたる IL-2 を吸い取って、T 細胞をストップさせます。

しかし、がん支配下の Treg となると、状況はまったく違います。がんの子分である Treg は正しい判断ができず、T 細胞の燃料をどんどん吸収して、T 細胞の動きを止めてしまうのです。そして、これに加担しているのが、Treg がつくり出す IL-10、TGF-β、アデノシンなどの免疫抑制物質です。

進行がんでは Treg の除去が必要

Treg には多段階の免疫抑制がありますが、その中心的なメカニズムの 1 つが、今お話ししました T 細胞の燃料（IL-2）の制御で、もう 1 つが CTLA-4 の制御です。

TregはCTLA-4を発現させていて、樹状細胞の過剰な活性をセーブします。しかし、前章でも説明したように、がんの手先になってしまったTregは、これを利用して正常な免疫機能を潰しにかかります。すなわち、悪玉のTregに発現するCTLA-4は、Tregを活性化させ、樹状細胞やT細胞にマイナスの信号を送り、免疫不応答の状態にしてしまいます。

このようにTregが、がんの支配下で勢力を増してくると、免疫は機能不全に陥り、がんの転移や増殖を防ぐことが困難になります。また、免疫細胞治療もあまり期待できません。だからこそ、進行がんでは、Tregの除去が大事なのです。

抗CCR4抗体薬は副作用に注意

現在、Tregに関する分子を標的としたがん治療が活発に行われています。その中の1つ、CTLA-4をターゲットとした抗CTLA-4抗体治療は、Tregの減少と抗がん免疫の増強が確認されていますが、一方で、重度の腸炎などの副作用には十分注意が必要です。

また、Tregの中でも、最も強い抑制力を持つ細胞はエフェクターTregと呼ばれていますが、このエフェクターTregは「CCケモカイン受容体4（CCR4）」という分子が発現していることが報告されています。

ケモカインは、白血球やリンパ球などの細胞を組織へ遊走させるのに必要な物質ですが、その1分類がCCケモカインで、CCR4はCCケモカインの受容体、いわば受け皿です。

CCR4は、TregやTh2細胞上で優先的に発現し、正常な細胞や組織上では限定的にしか発現しません。しかし、がん患者さんにおいて、Tregはその細胞表面にCCR4を高発現していることが明らかになっています。そして、CCR4を持ったTregは、がん局所に走って行って、

104

Tregが増加すると免疫系が機能しない

がん細胞

がんが大きくなる

悪循環

NK細胞

TGF-β細胞

Treg

CTLA-4

IDO が細胞を抑制

B7

キラーT細胞

樹状細胞

第4章　T細胞の疲弊解除に抗PD-1抗体が必須

Tregのリンパ球制御

正常時

がんの状態

Treg

がんに乗っ取られたTreg

エネルギーを吸収し正常な免疫系を維持

エネルギーを吸収するも急激な免疫系の低下

クルマをリンパ球に例える

ガソリンタンク(IL-2)は適度な状態

ガソリンタンク(IL-2)は枯渇した状態

このCCR4を利用してT細胞の走りを制止し、がんを守るのです。

　TregのCCR4による免疫抑制を解除する治療薬としては、抗CCR4抗体薬があります。

　抗CCR4抗体薬は、成人T細胞白血病リンパ腫、末梢性T細胞リンパ腫、皮膚T細胞リンパ腫の治療薬として、すでに承認されており、投与後の患者さんではTregが減少していることが認められています。また、固形がんに対する治験も行われていますが、皮膚での異常免疫亢進が高頻度で認められるなど、こちらも副作用には注意が必要です。

2 免疫細胞が疲弊するとがんを攻撃しなくなる

CTLが疲弊するとがんへの攻撃ができない

体の中では、多種多様な免疫細胞群が、それぞれの役割を分担しながら、緻密な連携を組んで働いています。例えば、がん化した細胞を見つけて、その情報を伝える免疫細胞、がん細胞を攻撃する免疫細胞、攻撃を指示する免疫細胞などがあり、これら細胞の見事なチームプレーによって、私たちの命が守られています。

ところが、この免疫細胞軍団にもスランプや力の低下が見られることがあります。つまり、免疫細胞たちが疲れてしまって、働けなくなってしまうのです。

その1つの例として、樹状細胞のスランプが挙げられます。樹状細胞はがんの目印——がん抗原ペプチド（情報）を手に入れると、それをT細胞に伝えます。そして、活性化したCTL（細胞障害性T細胞）が血流に乗って目的地まで行くわけですが、実はそこには樹状細胞が待っていて、攻撃すべきがん細胞をCTLに教えるのです。そこで初めてCTLはがんに突進します。

このとき重要なことは、CTLが持っている武器が、ちょうど鍵と鍵穴のように、がんの目印にピタッと合うことです。ピタッと合えば、CTLはパーフォリン、グランザイムといった「殺がん酵素」を発射して、がん細胞を核もろとも破壊します。

しかし、CTLの武器ががんの目印に合わないと、そのCTLは2度と戦闘に加わることはなく、消滅してしまいます。

すると樹状細胞は、「せっかく情報を集めてCTLが出動したにもかかわらず、がんを破壊することができなかった」ということで、焦燥感をつのらせます。そして、同様なことが何度も続くと「諦めモード」

第4章 T細胞の疲弊解除に抗PD−1抗体が必須

になり、「あぁ、もうダメだ、疲れた！」となってしまうわけです。

こうした特異的免疫反応の欠如、あるいは抑制状態のことを「免疫疲弊」といいます。

樹状細胞の疲弊は全身の免疫力も低下させる

このように、樹状細胞が免疫疲弊に陥ってしまうと、がんに対する攻撃力だけでなく、体全体の免疫力が低下してしまいます。例えば、会社の一部門の士気が下がると、最終的には会社全体の士気も低下してしまい、会社が危機的状況に陥るのによく似ています。

士気の低下、すなわち免疫の低下を媒介しているのは、IL-6やTGF-βなどの悪玉サイトカインなど。逆に好循環のときはIL-12やインターフェロンなどが出てきて、全身の免疫力もアップすると考えられます。

同じ細胞を攻撃し続けてもCTLは疲弊する

また、CTLは同じターゲットをずっと攻撃していると、「ちょっと疲れたな、もうそろそろ引き上げてもいいだろう」と、ブレーキを踏み始めます。つまり、これも免疫疲弊——T細胞疲弊です。

前にも言いましたように、私たちの体は、もともと過剰な免疫応答を避けるためのシステムが備わっています。ですから、持続的な活性化が続いた後には、必ずブレーキが作動するのです。

がん患者さんの血中にCTLが存在しているにもかかわらず、がんが縮小していないケースが多く認められるのは、このためです。

細胞表面マーカーの解析で疲弊分子がわかる

がんの中へ浸潤したCTLは、常にがん抗原刺激にさらされています。加えて、がん組織内は低栄養、低酸素状態の悪環境です。したがっ

CTLが疲弊すると攻撃力がなくなる

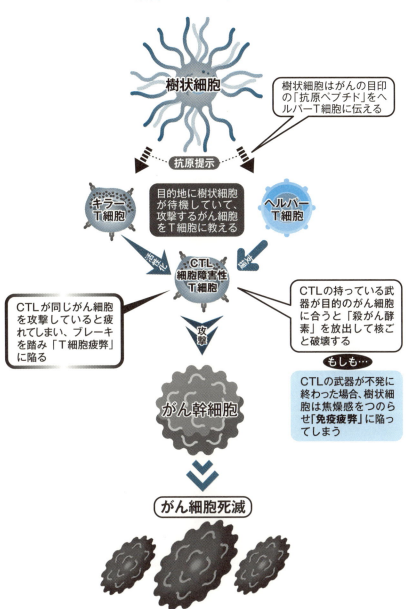

109

て、短期決戦ならば、がん細胞を攻撃することが可能ですが、長期戦になると脱落者（疲弊細胞）が続出するのです。

過酷な状況下、がん細胞を早期に破壊し尽くすことができなかったCTLは、細胞表面にPD-1、Tim-3などの免疫チェックポイント分子を発現するようになります。

ちなみに免疫チェックポイント分子は、「免疫疲弊」の観点から、「疲弊分子」とも呼ばれ、「疲弊マーカー」として利用されています。

プルミエールクリニック付属研究所Astron InstituteではFACS（フローサイトメトリー）を用いて、細胞表面マーカーの解析を行っています。それによって、個別のがん患者さんの細胞表面に、疲弊分子がどのくらい発現しているかがわかります。

T細胞の疲弊解除には負のシグナルを抑制する

CTL上のPD-1が、がん細胞上、またはがんの周りに存在している免疫抑制性の細胞に発現しているPD-L1に、Tim-3がそのリガンドであるガレクチン9というタンパク質に、それぞれ結合して抑制のスイッチが入ると、T細胞の増殖および活性化を促すIL-2や、がんをアポトーシスに導くTNF-α、がん細胞の増殖を抑制するINF-γなどのサイトカインが十分につくり出せなくなってしまい、疲弊が始まります。すると、CTLが本来持っている、がん細胞の殺傷能力が低下し、増殖能力も失われ、ついには細胞死に陥ってしまうことになります。免疫疲弊とは、これら一連の状況のことを指していいます。

要は、がんをやっつけるために働いていたCTLが、劣悪な環境の中、「もう耐えられない」といって、ブレーキを踏んでしまうのです。これは、長引くがん細胞との攻防により、過剰な炎症反応を起こして自己組織を破壊しないよう、CTL自身の持つ自己抑制機能だと考えられています。

しかし、疲弊細胞が増加すれば、当然、がんと戦えるCTLの数は減少してしまい、機能も低下してきます。そういう状態で、いくら免疫細胞治療を行っても、治療の効果は上がりません。負け戦は目に見えています。そこで、是非とも必要になってくるのが、免疫疲弊の解除です。

　T細胞疲弊を解除するには、抗PD-1抗体や他の免疫チェックポイント阻害剤治療により、負のシグナルを抑制することが必須です。

　と同時に、がんの周りにつくられた頑強な壁である腫瘍間質を破壊し、免疫抑制細胞や免疫抑制因子を除去するなど、腫瘍局所の環境改善も重要です。

　ちなみに、2型糖尿病薬であるメトホルミンに、がん患者さんのCTLの疲弊、機能低下を回復させる作用があることが、細胞を用いた実験により報告されており、現在、免疫チェックポイント阻害剤やがんペプチドワクチンなどとの併用が考えられています。

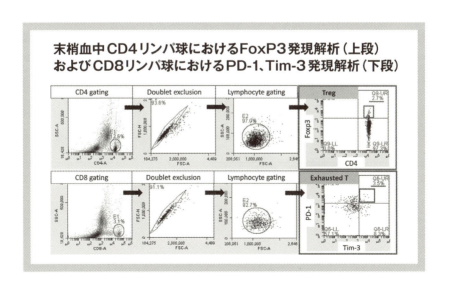

末梢血中CD4リンパ球におけるFoxP3発現解析（上段）およびCD8リンパ球におけるPD-1、Tim-3発現解析（下段）

第4章　T細胞の疲弊解除に抗PD-1抗体が必須

第 5 章

個別の
新生ペプチドワクチン合成

1 期待されるエクソソームの治療への応用

エクソソームの情報は悪い細胞にも運ばれる

あらゆる手を使って、免疫機構から逃れようとするがんに対抗するには、タイムリーで切れ味のよい治療を行うことが重要です。

そこで期待されるのが、「エクソソーム」です。第1章でも説明したように、種々の細胞はエクソソームにタンパク質やmiRNA（マイクロRNA）、mRNA（メッセンジャーRNA）などの機能分子を積み込んで、近くの、さらには遠隔地にいる細胞へメッセージを送っています。それはがん細胞も同じで、自身の生存に都合のよいエクソソームを積んで、周囲の細胞へ渡しています。また、がん自身も、周囲の細胞が分泌するエクソソームを巧みに利用していることがわかっています。

がん細胞と免疫細胞の関係は、簡単にいうと、これまではがん細胞に対して「良い免疫細胞」がインターフェロンなどを出して、がん抑制に働き、「悪い免疫細胞」がTGF-βなどを出して、がん増殖に働き、その力関係でがんの進展や退縮が左右されるという説明がなされてきました。つまり、これはサイトカインによるがん抑制・増殖の話です。

ところが近年、免疫細胞から分泌されるエクソソームと、がんから分泌されるエクソソームが複雑な免疫応答の一翼を担うことが明らかになってきました。

すなわち、遺伝子情報ががん細胞から良い免疫細胞へも悪い免疫細胞へも運ばれるのと同時に、良い免疫細胞からもがん細胞へ、また悪い細胞へも運ばれ、悪い細胞からもがん細胞へ、そして良い免疫細胞へも運ばれるということなのです。

エクソソームの伝達力には目を見張るパワーがある

サイトカインとエクソソームの決定的な違いは、その伝播・拡散力にあります。サイトカインは単発——たとえていうなら、AさんがBさんに電話で用件を伝えるようなもの。もちろん、サイトカインも若干の広がりを示しますが、それもクラスや町内会の連絡網程度のものでしかありません。

それに対して、エクソソームは爆発的な広がりを示します。それはまるでSNS（ソーシャル・ネットワーキング・サービス）の拡散のようです。

このように、これまで細胞間のコミュニケーションツールとして研究されてきたものは、サイトカインなどのタンパク質が知られていましたが、その細胞間コミュニケーションツールに、新たに加わったのがエクソソームで、その拡散の威力はサイトカインの比ではないということなのです。

未熟型と成熟型の樹状細胞ではエクソソームの作用が異なる

さて、免疫細胞の中で、がんとの関係において、非常に重要なのが「樹状細胞」です。樹状細胞は、私たちの体の中ではリンパ節や皮膚や粘膜の常在組織で、未熟型として存在していますが、がんを見つけて捕食すると成熟化して、MHC分子の発現を増強させ、特異的なTh細胞やCTL（細胞障害性T細胞）に、がんの目印である抗原を提示します。

実は、この「未熟型樹状細胞」と「成熟型樹状細胞」とでは、分泌されるエクソソームの作用がまったく違うのです。すなわち、未熟型樹状細胞から分泌されるエクソソームはTreg（制御性T細胞）の活性化を促すことから、自己免疫反応や過度の炎症反応を抑制し、恒常性を維持する役割を持つと考えられており、一方、成熟型樹状細胞由来のエクソソームは、強いNK（ナチュラルキラー）細胞活性化能とCTL活性

第**5**章

個別の新生ペプチドワクチン合成

115

化能を有します。

また、この成熟型樹状細胞が分泌するエクソソームは、樹状細胞自体よりもNK活性が高いことが明らかにされています。

エクソソームは免疫細胞の強力な武器になる

さて、がん細胞由来のエクソソームには、がん抗原ペプチドが表出されていることから、CTLやそれを補助するTh1細胞による抗腫瘍免疫応答を誘導でき、その強さは樹状細胞由来のエクソソームに勝るという報告があります。また、がん細胞由来のエクソソームを取り込んだ樹状細胞が分泌するエクソソームには、強力な抗腫瘍免疫誘導能があるという報告もあります。

こうしたことから現在、がん細胞が分泌したエクソソームを樹状細胞に捕食させ、その捕食した樹状細胞が分泌したエクソソームを利用して、免疫治療を行う方法が考えられています。そのほうが、強い抗腫瘍免疫応答を誘導できることがわかってきているのです。

いずれにしても、エクソソームは良くも悪くも、がん細胞の、そして免疫細胞の「飛び道具」ということができるでしょう。

多くの局面で関わっているエクソソーム

がんは多段階的に展開する疾患ですが、その発がん、増殖、遊走、浸潤、転移、再発の一連の流れの中のさまざまな局面で、深く関わっているものの1つがエクソソームです。

◆増殖に関わるエクソソーム◆

がんの特性の1つに、無秩序な増殖を行うことが挙げられます。そして、その増殖は、がん細胞にとって最も基本的なステップです。しかし、増殖能はがん細胞によってさまざまで、増殖能が高いがん細胞

エクソソームの役割

免疫活性
抗原ペプチド-MHC
活性化分子

免疫抑制
TNFファミリー
抑制性分子

分泌細胞由来分子
ESCRT
Rab
CD63

エクソソーム

遺伝子発現情報
mRNA microRNA

がんの増殖促進
がん細胞の
転移促進分子
血管新生

ウイルス産生
ウイルスは
エクソソームの
放出経路を
利用している

第5章 個別の新生ペプチドワクチン合成

もあれば、緩やかながん細胞も存在します。また、増殖能は周囲の環境など種々多様な因子にも影響されていますが、その因子の1つがエクソソームです。

　例えば、神経膠腫(脳腫瘍の一種)では、上皮成長因子受容体(EGFR)の変異型であるEGFRvⅢが発現していますが、そのEGFRvⅢがエクソソームを介してがん細胞間を伝播し、増殖を促進させるような形質変化を起こすことがわかっています。また、胃がん由来のエクソソームは自己分泌的に同細胞へ作用し、P13K／Akt経路やMAPK／ERKというシグナル伝達経路を活性化して、細胞増殖を促進します。

◆浸潤に関わるエクソソーム◆

　原発巣のがん細胞が、周囲の組織や臓器に直接広がる浸潤は、転移のごく初期の段階で起こりますが、増殖のステップよりも明らかに悪性度の高い段階です。

　浸潤能が高いがん細胞は、HSP90αという熱ショックタンパク質を搭載したエクソソームを分泌し、そのエクソソームを自己分泌的に利用して、がん細胞自身の遊走能と浸潤能を上げています。

　また、乳がん細胞周囲の線維芽細胞などの間質細胞が分泌するCD81という分子を搭載したエクソソームが乳がん細胞に作用し、結果として、その乳がん細胞が分泌するエクソソームにWntと呼ばれるがん関連タンパク質を搭載させます。それが周囲の乳がん細胞へ作用して、活性化させることで、細胞の運動能および浸潤能を増加させることが認められています。

　さらに、脂肪組織由来のMSC(間葉系幹細胞)が分泌するエクソソームは、Wnt／β-カテニンシグナルという信号を活性化し、乳がん細胞の遊走能および浸潤能を上げることも明らかにされています。

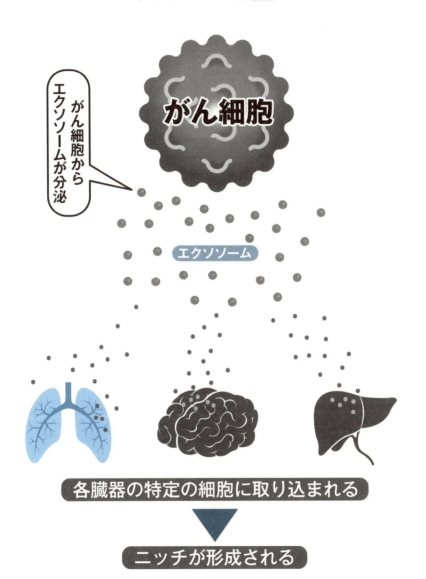

◆血管新生に関わるエクソソーム◆

　がんが増大したり、転移して新たに腫瘍巣を形成したりするには、酸素や栄養の供給が必須であり、そのためには供給路である血管を新生する必要があります。そして、この血管新生の誘導は、がん悪性化にとって極めて重要なことといえ、エクソソームはそのメカニズムにも深く関わっています。

　例えば、神経膠芽腫が分泌するエクソソームにはmRNAやmicroRNAが含まれ、これらが取り込まれた血管内皮細胞で作用して、血管新生を促進させます。また、この神経膠芽腫由来のエクソソームには組織因子が存在し、PAR-2という血管内皮細胞を活性化して、血管新生を誘導します。

　さらに、大腸がん細胞から分泌されるエクソソームには、細胞周期に関連するmRNAが含まれており、血管内皮細胞の増殖を促進することがあります。また、がん幹細胞由来のCD105という分子が搭載されたエクソソームが、特異的に血管新生を促すこと、乳がん細胞においては、エクソソーム中のmicroRNAが血管新生を促進させることなどが明らかになっています。

◆治療抵抗性に関わるエクソソーム◆

　進行性のがん患者さんでは、抗がん剤や分子標的薬など、薬物治療に十分な感受性がある人は、一般的に予後が良好とされ、反対に薬物療法が奏功しない人は、長期生存を期待することが困難だといわれています。こうした治療抵抗性（薬物抵抗性）には、さまざまな要因がありますが、がん細胞がエクソソームを利用していることも大きな要因で、そうした事実が次々と報告されています。

　例えば、タキサン系抗がん剤のドセタキセルに対して耐性を持つ前立腺がん細胞から分泌されるエクソソームが、がん細胞の薬剤耐

性能を増強することや、薬剤耐性能を有した乳がん細胞が分泌した
エクソソームの中のmiR-100、miR-222、miR-30a といった遺伝子が、
乳がん細胞のアドリアマイシンやドセタキセルといった抗がん剤に対
する抵抗性に関与していることが確認されています。

　他にも、乳がん細胞が分泌するエクソソームに含まれるmiR-221
／222 がタモキシフェン抵抗性を獲得することや、腎明細胞がんが
分泌するエクソソームに含まれるlnkARSR という分子が、スニチニ
ブの抵抗性を獲得することなどが明らかになっています。

◆転移に関わるエクソソーム◆

　がん細胞の転移のパターンは、その経路によって「リンパ行性転
移」、「血行性転移」、「播種性転移」の3つがあります。エクソソームの
転移への関わり方は、高い転移能を持つがん細胞が分泌するエクソ
ソームが、近くの細胞へ作用して転移を促進させるケースや、原発部
位から離れた遠隔臓器で作用し、転移を促進させるケースなどさま
ざまです。

　例えば、高い転移能を持つ乳がん細胞が分泌するエクソソームの
中にはmiR-200 分子が豊富に存在し、これが転移能を持たない乳が
ん細胞へ取り込まれると、遺伝子発現に変化をきたし、転移能を高め
ることがあります。また、転移性乳がんから分泌されるエクソソーム
にはmiR-105 が含まれていて、これが作用してZO-1 という細胞接着
分子の発現を低下させ、転移を促進させていることが報告されてい
ます。さらに、乳がん患者さんの血清中エクソソームにmiR-105 が多
く含まれていると、後の遠隔転移率が有意に高くなることが認めら
れており、バイオマーカーとしての重要性も示唆されています。

　また、多くの消化器系のがんや卵巣がんにおける腹膜播種性転
移についても、エクソソームを介した転移のメカニズムが明らかに

第5章　個別の新生ペプチドワクチン合成

なっています。

例えば、高転移能を有する卵巣がん細胞が分泌するエクソソームにMMP-1のmRNAが含まれ、これが腹水中を移動して腹膜の中皮細胞へ作用し、アポトーシスを誘導することにより、がん細胞にとって障壁となる腹膜のバリアを取り払い、転移を促進することが報告されています。

◆再発に関わるエクソソーム◆

がんの再発に関するエクソソームの研究の中心は、現在のところバイオマーカーの探索にあります。

しかし、骨髄由来のMSC（間葉系幹細胞）が分泌するエクソソームに含まれたmiR-23b分子が細胞周期の停止を促進させることは確認されており、エクソソームが転移先の骨で、乳がん細胞を休眠状態へ誘導することが示唆されています。

がん細胞のエクソソームは免疫促進作用もある

がん細胞から分泌されるエクソソームは、必ずしも悪いほうに働くとは限りません。「免疫抑制」に働くエクソソームがある一方、「免疫促進」の作用を持つエクソソームもあります。

免疫抑制の報告は多く、例えば、大腸がん細胞が分泌するエクソソームには、細胞にアポトーシスを誘導するサイトカインであるFASリガンドが搭載されていること、がん細胞由来のエクソソームがNK細胞やCTLを抑制すること。また、がん由来エクソソームにTGF-βが搭載されており、これがTregのインターロイキンに対する反応性を変化させることによって、T細胞の増殖を抑制することなどが確認されています。

他方、免疫促進作用では、がん患者さんの腹水中のエクソソームに

122

はMHC分子や腫瘍抗原などが含まれていることが確認され、そのエクソソームを樹状細胞に作用させるとCTLを誘導できること。また、がん細胞が分泌したエクソソームのうち、HSP70陽性エクソソームがNK細胞の細胞傷害性を上昇させることや、がん細胞由来エクソソームがマクロファージを活性化して、TNF（腫瘍壊死因子）の産生を促進させることなどがわかっています。

進行がんでは免疫抑制的に働くエクソソーム

このような、がん細胞が分泌するエクソソームによって、そのがん細胞自身が免疫細胞によって攻撃されるという仕組みは、がんの発生のごく初期にのみ見られるものだと推測されます。おそらく、これは発がんに対して抑制的に働く安全装置のような機能だと考えられるのです。

たとえていうなら、がんというのは「ゾンビ」のようなもので、最初の頃はまだ人間の心が残っている状態です。つまり、正常細胞に近いものがまだあるわけです。ですから、この状態（ゾンビになってしまった自分の存在）は「まずい!!」と思い、自分自身を消してもらおうとするわけです。ところが、だんだん時が経つと、完全に元の自分を失ってしまい、今度は自分を増やすことにだけ一所懸命になるのです。すなわち、がんが進行すると、エクソソームは免疫抑制的に働くのです。

がん細胞由来のエクソソームは抗腫瘍免疫応答を誘導

エクソソームを利用した「がん領域」の研究は、勢いを増すばかりです。エクソソームは、作用機序もさまざまであるため、がんの予防から治療まで、多様な応用が可能になると考えられます。

例えば、エクソソームを標的とした診断薬としての利用もその1つです。エクソソーム表面抗原を同定することで、がん早期診断マー

カーとしても使えます。

また、エクソソームをワクチンとして利用して、免疫を活性化し、免疫細胞治療に応用することも考えられます。つまり、樹状細胞治療やリンパ球治療で、がん細胞由来のエクソソームをアジュバント（補助刺激）として使うということです。当クリニックにおいては、現在は新生ペプチドワクチンを樹状細胞に搭載して樹状細胞治療を行っていますが、そのペプチドの代わりにエクソソームを使うことによって、がんに対する指向性がより向上し、さらに免疫の増強効果が見込めます。

先述のように、がん細胞が分泌するエクソソームには、免疫促進性のものと免疫抑制性のものがありますが、免疫抑制性のエクソソームがあれば、それを抑えることによって、がんの進行も抑えられます。

また、がん細胞由来のエクソソームを取り込んだ樹状細胞が分泌するエクソソームは、強力な抗腫瘍免疫応答を誘導できることがわかってきているので、その有効性は大いに期待できます。

リキッドバイオプシーによる治療への応用は間近

エクソソームを用いた診断には、「リキッドバイオプシー」という方法が使われています。すなわち、採血をして、その中にあるがん細胞由来のエクソソームを回収し、分析を行います。今は診断だけですが、これは治療にも利用することができます。どのようなエクソソームなのかということがわかれば、それを合成する技術はすでにあります。

今まで利用していたペプチドは、あくまで「物」でしたが、エクソソームは「情報（血中にあるがん情報）」――がんから出た信号であり情報です。それは、従来ではまったく考えもおよばなかったものです。

治療への応用は、もう目前だと思います。

2 がんの状態を把握してペプチドワクチンを合成

がん組織に存在するヒエラルキーが障害になっている

すべてのがんは、1つの細胞から始まります。しかし、その腫瘍性の細胞集団が増殖する間に、1つひとつの細胞は互いに、遺伝的な変異や表現的な違いを持つようになります。つまり、1つの腫瘍の中にはゲノムの異なる複数のクローンが存在しており、この現象は「がんの不均一性(腫瘍内不均一性)」と呼ばれています。

多くの細胞がそれぞれの機能を分担して、1つの正常個体を形成するためには、それを達成するための細胞分化プログラムと、維持するための幹細胞を頂点としたヒエラルキーが必要です。

それと同じように、がん組織にもがん幹細胞を起源とするヒエラルキーが存在し、そのヒエラルキーが不均一性を生んでいるのです。そして、このがんの不均一性は、がん治療の大きな障害となっています。

がんが形成される3段階のメカニズム

がんが形成されるまでのメカニズム(がん細胞と免疫細胞の相互関係)は「がん免疫編集」と呼ばれ、次の3段階で考えられています。

第1段階 [排除相]

従来のがんの免疫監視機構であり、自然免疫系と獲得免疫系の両方の免疫が関与して、がん細胞を排除する。

第2段階 [平衡相]

排除相で排除されなかったがん細胞と免疫系が拮抗している状態。がんは消えもしない、大きくもならないという状態が続く。

第3段階 ［逃避相］

平衡状態が何らかの理由で破綻し、がん細胞が免疫システムから逃避して、増殖を開始する。つまり、この逃避相の状態が、がんと診断された状態です。

そして、当クリニックの治療は、この逃避状態にあるものを免疫細胞治療によって「排除」にもっていけないだろうか、というところからスタートします。

ところが、ここで問題となるのが、先述のがんの不均一性です。従来の免疫細胞治療では、当初は効果が現れても、徐々にそれが薄れてくるということが起こってきました。すなわち、一度排除相の状態に戻ったにもかかわらず、また平衡相から逃避相へと、逆もどりしてしまうのです。その大きな原因が、がんの不均一性なのです。

次項で詳しくお話ししますが、異物性の高い「新生抗原」を持つがん細胞は、「非自己」として免疫システムによって監視、排除されます。しかし、がん細胞に、免疫システムを上回るほどの遺伝子改変があると、免疫回避の状況をつくり出す1つの要因になります。

免疫細胞にペプチドワクチンを搭載する治療

このように、がんは多種多様な顔つき（目印）を持った異常な細胞の塊です。この不均一性を克服する方法として、当クリニックでは「変動型分子標的樹状細胞治療」や「特異的リンパ球治療」という免疫細胞にペプチドワクチンを搭載する治療を行っています。そこで重要なのが、がんの目印であるがん抗原ペプチドの変化を予測して、その時々で最も効果が期待できるペプチドワクチンを選定することです。そのため具体的には、

❶患者さんが治療を受ける時点で、生体内にがん抗原を標的とし

た免疫反応が存在しているかどうかを調べる

❷単一ではなく、複数のがん抗原をターゲットとして選択する（多種類のがん抗原ペプチド候補から、免疫細胞の反応がよいものを複数選択する）

❸ターゲットとなるがん抗原ペプチドの組み合わせを毎回変更し、がん抗原ペプチドに対する耐性ができるのを防ぐ

といったことを実施しています。

血液から生のがん情報を取得してワクチンを合成

　一般的なペプチドワクチン治療では、例えば、肝臓がんならAペプチド、膵臓がんならBペプチドというように、どのペプチドを使うかが決められています。これはいわば「固定型」のペプチドワクチンで、その情報は過去のデータや手術標本から得たものです。

　それに対して、がんの目印——がん抗原の変化に応じて、ペプチドワクチンも変動していく「変動型」は、血中から「リアルタイムながん情報」を得て、ペプチドワクチンを選択します。

　血中には、樹状細胞による情報やヘルパーT細胞による情報など、さまざまな情報がありますが、がんを直接攻撃するCTLからの情報が必要で、それによってがんの今の状態を把握することができるのです。ちなみに、この方法は当クリニック独自のものです。

第5章　個別の新生ペプチドワクチン合成

3 患者さんごとに新生ペプチドワクチンを合成

精度の高い免疫細胞治療

確実にがんを倒すためには、まず、がんが持っている個性的な目印（がん抗原ペプチド）を見つけ出すことが重要です。がんの目印には「共通抗原」と「新生抗原」があり、前者は、いつでも、どのがんにもある目印、後者はがん細胞の遺伝子変異で生まれた目印で、正式には「腫瘍特異的変異抗原」といい、これは個々の患者さんの独自の抗原です。つまり、このがん新生抗原を見つけ出し、それに合致するペプチドワクチンを樹状細胞やT細胞に搭載すれば、精度の高い免疫細胞治療を行うことができるのです。

早期がんはアポトーシスへ誘導

がんの発生は、正常細胞の異常として、複数の遺伝子に起こる変異が出発点であり、それが長期間に蓄積することが要因となって、がん化した細胞が徐々に増殖を続けるようになり誘発されます。

前項で、免疫編集のお話をしましたが、この段階が逃避相ということです。

では、この逃避相の初期の段階で、極めて個性的な新生抗原が、がん細胞に現れているかというと、実はそうでもないのです。逃避相の初期段階、つまり、早期のがんにおいては、はっきりとした新生抗原を確認することは難しく、どちらかというと皆、共通抗原に近いのです。

ただ、早期のがんというのは、がん抑制遺伝子などの働きによって、細胞増殖が抑制されたり、アポトーシスへ誘導されるなど、自身が消える手段を持っています。また、治療効果も高いことから、それほど怖いものではないといえます。

がん細胞にも正常細胞だったときの記憶がある

ところが、がんが進行してくると、がんは自身を消滅させる手段を失います。がんは自分のためだけに「我が道を行く」と決め、「もう、誰が何といっても、アポトーシスなんてする気がしない！」とうそぶきます。ちょうど、荒くれた息子が親に対して、粗暴な態度をとったり、悪言雑言を吐くようなものです。

しかし、その息子は、内心は親に叱ってほしいと思っているかもしれません。まだ一抹の良心があるのでしょう。私は、がん細胞もそれと同じで、自分が正常細胞だった頃の記憶があって、実は自分を「早く攻撃して正してくれ」といっているように思えるのです。

そして、その「攻撃してくれ」というがん細胞の意思表示が「新生抗原」だということです。ですから、治療にそれを利用しない手はないのです。

こうしてみると、免疫治療というのは、自然の摂理にかなった療法だといえるのです。

新生抗原はがん免疫細胞治療の標的

さて、進行したがんでは、新生抗原がはっきりと現れています。この新生抗原は免疫原性が極めて高く、優れた殺がん性免疫反応を示します。つまり、新生抗原には自己と異なる「非自己性」＝「異物性」が多分に含まれていて、免疫系から「これは自分ではない」ということが明確に認識され、特異的T細胞が効率よく誘導されます。

また、新生抗原は、がん細胞に特異的で、新生抗原に特異的なT細胞が活性化されても自己正常細胞に対する免疫反応やそれにともなう免疫関連の有害事象を引き起こす心配はありません。

このことから、新生抗原は、がん免疫細胞治療の格好の標的ということができるのです。

第**5**章

個別の新生ペプチドワクチン合成

注目される個別化がん免疫細胞治療

そこで、今注目されているのが、患者さんごとに異なる新生抗原を標的とした「個別化がん免疫細胞治療」です。

現在、次世代シーケンサーの開発など、遺伝子解析技術の進歩により、がん細胞に特異的に蓄積する遺伝子変異も、各個人レベルで解析することが可能になっており、それにともなって遺伝変異分子に作用する分子標的薬による個別化治療が試行され、その有効性を示唆する結果が得られつつあります。

しかし、このアプローチでは、がんの悪性化に関与するドライバー変異（がんの発生や悪性化の直接的な原因となる遺伝子変異）しか標的にできません。加えて、現時点で使用可能な分子標的薬が限られているということもネックとなっています。

一方、免疫系はドライバー変異だけでなく、パッセンジャー変異（がんの原因とは関係なく、構造が変化したタンパク質を持つようになる突然変異）も非自己として認識し、標的としますから、免疫系を介したアプローチをすれば、こうした問題も克服できるのです。ちなみに、新生抗原のほとんどは、パッセンジャー変異によってできるものです。

この新生抗原を標的とした個別化がん免疫細胞治療では、それぞれの患者さんの新生抗原を適確に見つけることが、治療の成否を決定づける大きな要素となります。すなわち、強い免疫反応を引き起こす力を持っている新生抗原——免疫原生の高い新生抗原にピタリと合った「新生ペプチドワクチン」をつくることができれば、大きな治療効果が期待できるというわけです。

末期がんでは隠れている抗原ペプチドを誘い出す

ここで1つ問題なのが、末期のがんです。

進行がんがどこまでで、末期がんがどこからかということは非常に難しいのですが、がんが多発転移して、代謝異常を引き起こし、がん悪液質を招いた状態、死期が近づいた状態、つまり標準治療では、「もうこれ以上、手の施しようがない」と医師に宣告された状態は、末期がんです。

　このように、がんが末期になってくると、実は新生抗原が隠れてしまうのです。がんの個性的な目印が隠れてしまっては、免疫系は攻撃のしようがありません。そこで、がん細胞の中に埋もれて見えなくなっている新生抗原を表に引っ張り出す必要があるのです。

　その表出方法としては、薬剤（表出薬）の使用や、放射線照射、温熱治療などがあり、それによってがん抗原ペプチドが顔を出したところで、速やかに免疫細胞治療を行います。

末期がんで新生抗原を表出させるのは間違っていない

　昔の医療では、生命が終わろうとしている末期がんを治療するなどということは、考えられませんでした。がんに対する免疫的な攻撃は、かえって炎症を助長し、寿命を縮めてしまうから、「もう自然のままに」と緩和医療を選択するのが普通でした。

　しかし、今の医療水準であれば、例えばビタミンＣの点滴をしたり、栄養点滴をしたり、あるいは代謝の改善をするなど、末期がんであっても免疫系が働きやすいような体内環境にもっていき、免疫治療を継続させることが可能です。

　そういう意味では、新生抗原を表出させて行う、この末期がんの治療は、自然の摂理からは外れているといえるかもしれません。しかし、それは神に対する冒涜にはならないと、私は信じています。

4 最新の技術力による治療法が期待される

がん免疫サイクルを理解して治療法を開発

　免疫チェックポイント阻害剤の登場によって、今や免疫細胞治療は、がん治療の主役になりつつあります。しかし、がんの治療抵抗性は極めて強く、単独治療では効果がなかなか現れないケースもあります。そこで注目されるのが、複数の治療法・治療薬を組み合わせた複合療法です。これによって抗腫瘍免疫応答における相乗効果を誘導することができ、より高い効果が望めます。また、特に難治性がん、進行がんほど、複合性が重要です。

　ただし、何でもかんでも組み合わせればいい、というわけではありません。そこには理論的、科学的裏付けがなくてはなりませんし、必要性に合わせた複合治療でなければ意味がありません。それには免疫系によるがんとの戦い（がん免疫サイクル）のメカニズムを理解し、治療法を開発する必要があります。

T細胞ががんを攻撃する5ステップ

　免疫系（T細胞）が、がんを攻撃するためには、次の5ステップが必要です。

ステップ1：**抗原性**（異物性）
ステップ2：**抗原提示力**（樹状細胞の力）
ステップ3：**T細胞の準備力**
ステップ4：**がん局所へのT細胞の浸潤**（がんへのT細胞の出動力）
ステップ5：**細胞障害性T細胞**（CTL）の最終的な殺傷力

すなわち、まずはがんの目印、敵の目印がはっきりしているかどうかが問題になります。次に、その目印(情報)を樹状細胞が認識して、T細胞へ伝える力があるかどうか。T細胞は敵をやっつけるための準備ができているかどうか。準備した兵隊(T細胞)が敵の城(がんの中)へどのくらい攻め込んでいけるか。城の中に入ったら、最後に、敵を倒す力を持っているかどうか。

これらは順番に歯車でつながっていて、すべての歯車が順調に動いている場合は、免疫系が正常に働いている状態です。

ところが、がん患者さんでは、この5つのステップのいくつか、あるいはすべてに障害があり、免疫系が働けない状態にあります。つまり、1箇所でも歯車が止まってしまうと、全体の機能が麻痺してしまうのです。従って、5つのステップを必要に応じて、複合的にサポートする必要があるのです。

免疫解析のあとで適切な治療を行う

そこで、それぞれの患者さんに、エクソソームを含めた免疫解析を行い、対応策となる治療を実施します。

例えば、ステップ5のCTL活性に障害がある場合には、免疫原性細胞死(ICD)の誘導を促すため、抗がん剤や分子標的薬などを用いた治療が考えられます。

ICDとは、抗がん剤や分子標的薬の投与により、免疫応答を引き起こして、がん細胞を細胞死に至らせること。つまり、抗がん剤や分子標的薬が抗がん効果の他に免疫応答を誘導して、がん細胞を殺す作用のことをいいます。

さて、がん細胞は、抗がん剤による細胞死の過程で、ERストレス(小胞体ストレス)やオートファジー(自食作用)活性、ヒートショックプロテイン(HSP)誘導を行い、これらストレス応答の結果として、

第5章

個別の新生ペプチドワクチン合成

133

炎症性サイトカインを産生します。そして、これらの炎症性分子は、樹状細胞など抗原提示細胞の「eat me シグナル」活性化を引き起こすことで、死んだがん細胞の貪食、抗原提示プロセスを促進するとともに、抗原提示細胞の成熟化を促進します。これによって、がん抗原提示とがん特異的T細胞活性化に至ります。

つまり、がんの目印がはっきりわかるようになり、がんを攻撃するCTLも勢いづいて、大いにその力を発揮させることができるというわけです。

また、分子標的薬のBRAF阻害剤は、MHCクラスⅠの発現増強やT細胞の腫瘍内浸潤を介して、免疫チェックポイント阻害剤やリンパ球治療の効果を増強させることから、ステップ4やステップ5の障害の改善に寄与します。

さらに、VEGF（血管内皮増殖因子）阻害剤をはじめとした腫瘍血管新生阻害剤は、がんの進行とともに増加してくるTreg（制御性T細胞）やMDSC（骨髄由来抑制細胞）、TAM（腫瘍関連マクロファージ）の維持に関わることから、血管新生阻害剤を用いることで、これらの免疫抑制細胞の産生を抑え、T細胞の腫瘍局所への浸潤を増加させることがわかっています。このことから、ステップ4において、T細胞浸潤障害が起きている場合には、浸潤阻害因子を制御するため、VEGF阻害剤などで、腫瘍血管新生阻害治療を行うことが考えられます。

高い効果が期待できるすぐれた技術

以下は、免疫の歯車を整えるための、さまざまな技術です。

1 免疫誘導性生体内腫瘍破壊法（ステップ1の抑制・障害に対応）

免疫チェックポイント阻害では、突然変異から生まれる新生抗原をはじめとする免疫原性の高いがん抗原に対するT細胞を誘導する

ことが重要です。そして、がんペプチドワクチンは、それを引き金として、がん抗原に対するT細胞を誘導し、がん細胞を排除する目的で使われます。そこで、がん抗原に対するT細胞誘導を促進する「生体内腫瘍破壊法」が、開発されています。

具体的には、放射線照射、凍結融解法、熱凝固法、光線力学法などの物理的方法や、化学療法剤（アンソラサイクリン系薬剤やオキサリプラチンなど）、分子標的薬（シグナル阻害剤など）、抗腫瘍抗体、腫瘍融解性ウイルス(HSVなど)などがあり、それらと免疫治療、特に免疫チェックポイント阻害剤を併用することで高い効果が期待できます。

2 高免疫原性腫瘍抗原の同定 （ステップ1の抑制・障害に対応）

先述のように、免疫原性の高いがん抗原を見つけることは、がん治療において非常に重要なことです。そこで、当クリニックでは、次世代シーケンサーでがんの遺伝子情報を網羅的に解析し、異物性の高い新生抗原を同定し、それによって合成したペプチドワクチンを樹状細胞や特異的T細胞に搭載した変動型分子標的樹状細胞治療や特異的リンパ球治療を行っています。

3 抗原提示細胞の機能増強 （ステップ2の抑制・障害に対応）

T細胞活性化に重要な抗原提示細胞である樹状細胞やマクロファージの機能を増強するには、次のような方法が考えられます。

◆Fc受容体（抗体のFc領域と呼ばれる部分と結合できる受容体）などの樹状細胞発現分子へのがん抗原の生体内標的化
◆ケモカイン補充などによる、がん内への樹状細胞の補充増強
◆ヒートショックタンパク質（HSP)やナノビーズ結合抗原を用いた樹状細胞クロスプライミング能（樹状細胞ががん抗原を取り込み、ペプチドに分解した後CTLへ提示し活性化させる能力）の増強

第5章 個別の新生ペプチドワクチン合成

◆**危険センサー刺激分子（アジュバント）による樹状細胞成熟活性化**
などがあります。

4 T細胞の生体内増殖活性化（ステップ3の抑制・障害に対応）

細胞障害性T細胞（CTL）やヘルパーT細胞（Th）の生体内での増殖活性化を促進する方法としては、IL（インターロイキン）-2、IL-7、IL-15、IL-21などのT細胞増殖性サイトカインや、T細胞上のCD137分子、CD134分子、CD357分子といった刺激性副刺激分子に対するアゴニスト抗体（細胞内情報伝達を引き起こす抗体）の利用や、体外培養のT細胞の利用などがあります。

5 がん免疫抑制状態の改善法（ステップ4・5の抑制・障害に対応）
①T細胞を起点とした免疫抑制の改善

T細胞が起点となり、腫瘍局所で起こる免疫抑制には、先述のPD-L1などの免疫チェックポイント関連分子や、IDOというトリプトファン（ヒトにおける必須アミノ酸の1つ）の代謝系に関わる酵素、ケモカインによってリクルートされるTregなどが、治療の標的となります。

現在は、LAG3、Tim-3、CD96、TIGIT、KIRといった免疫チェックポイント関連分子に対する阻害抗体が開発されており、一部、臨床試験が進行中です。

また、IDO阻害剤と抗PD-1抗体との併用による治療効果の増強の可能性が報告されています。

一方、ADCC（抗体依存性細胞傷害）活性を有する抗CTLA-4抗体や抗CCR4抗体は、がん組織のTregを除去する作用があり、PD-1／PD-L1阻害と併用する臨床試験が実施され、抗CTLA-4抗体とPD-1／PD-L1阻害併用においては、悪性黒色腫、腎がん、肺がんで、単独投

がん細胞に対する免疫応答

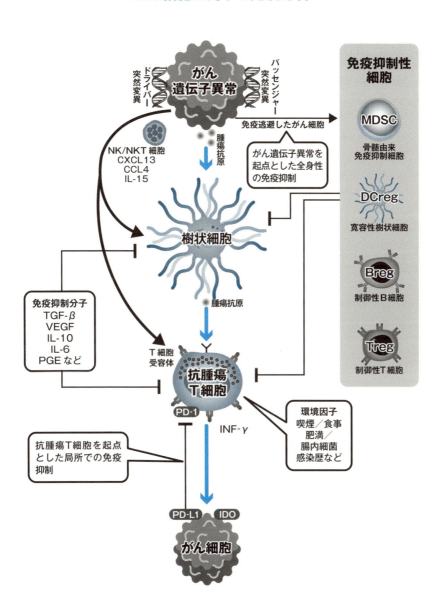

与よりも高い治療効果が出ています。

② がん細胞遺伝子異常を起点とした免疫抑制の改善

がん遺伝子活性化とシグナル亢進により誘導される免疫抑制では、異常遺伝子産物やEFGR（上皮成長因子受容体）、VEGFR（血管内皮細胞増殖因子受容体）などさまざまなシグナル、TGF-β、IL-10、IL-6、IL-13、VEGF、PGE_2（プロスタグランジンE2）などの免疫抑制分子、Treg、MDSC、腫瘍関連マクロファージなどの免疫抑制細胞が制御標的になります。これらに対しては、それぞれの阻害剤や化学療法剤、中和・除去抗体などが用いられますが、PD-1／PD-L1阻害との併用などが考えられます。

また、免疫応答が誘導されない原因として、がん細胞のジェネティックおよびエピジェネティックな遺伝子異常によるケモカインやサイトカインの産生低下による樹状細胞などの弱体化があり、その結果としてT細胞の誘導が低下することがわかっています。従って、その対策として、シグナル阻害剤やエピジェネティック作動薬、ケモカイン、樹状細胞をがんの中に送り込むことや、PD-1／PD-L1阻害との併用も考えられます。

他にも、がん微小環境での代謝状態が、がん細胞と免疫細胞の代謝状態の変化に関わることから、トリプトファン代謝酵素IDO阻害剤などの代謝制御剤を用いた併用療法も考えられます。

5 ワクチンの効果を高めるアジュバント

アジュバントで強力な免疫応答を誘導する

免疫細胞治療の効果を上げるには、「アジュバント」が不可欠です。アジュバントとは、ラテン語の「助ける」という意味をもつ言葉が由来で、免疫治療においては、抗原に対する免疫原性を増強、加速、延長するための補助療法、すなわち車のターボエンジンのように重要な起爆剤です。

では、その起爆剤をどこに搭載するのかといいますと、それは樹状細胞です。なぜなら樹状細胞は、特異的T細胞を動かす、免疫の基盤だからです。

すでに何度も説明しているように、樹状細胞はがん細胞を見つけると、その抗原情報をT細胞に伝え、それによって活性化したT細胞（CTL）ががんを攻撃します。

ところが、それだけでは、T細胞は緩やかにしか進みません。それをスピーディな動きにするためにアジュバントをつけるわけです。

具体的には、ペプチドワクチンとアジュバントを混合して樹状細胞に搭載します。すると、ペプチドワクチンだけを搭載した場合に比べ、はるかに強力な免疫応答を誘導することができるのです。

自然免疫と獲得免疫の活性化がアジュバント

アジュバントの反応を発生させるには、自然免疫と獲得免疫の両方を働かせなければなりません。

さて、免疫系は、異物（非自己）のパターンを認識し、抗原非特異的に迅速に反応する自然免疫（初期応答）と、微生物やがん細胞の特異的抗原に対する獲得免疫（抗原特異的免疫応答）の２つに大別され

ます。

　一般的に、生体内に異物が侵入すると、まずマクロファージや樹状細胞を中心とする自然免疫応答が起こります。すなわち、マクロファージ、樹状細胞、好中球といった貪食細胞は、異物を自分の中に取り込んで処理します。一方、がん細胞やウイルス感染細胞などは、細胞傷害性のNK細胞などが、細胞自体を破壊したり、増殖を抑えたりします。

　この自然免疫のもう1つの重要な役割が、獲得免疫への橋渡しです。そして、その橋渡し役の主役となるのがマクロファージや樹状細胞などの抗原提示細胞で、これらの細胞は、取り込んだがん抗原などの抗原断片（ペプチド）＝抗原情報をリンパ節において、T細胞やB細胞を中心とする獲得免疫系に伝えます。そして、最終的に非自己物質が排除されます。このように、獲得免疫応答には、自然免疫の活性化が必要不可欠なのです。

　自然免疫応答を担うマクロファージや樹状細胞などの細胞には、非自己物質に特異的な分子パターンを認識する受容体（PRR）が存在し、非自己物質由来の脂質、核酸、タンパク質、糖鎖などがこれらの受容体によって認識されることで、PRR特有のシグナル伝達経路が活性化され、自然免疫応答を引き起こします。そして、さらにそれに続く獲得免疫応答が活性化され、異物の排除を行う、というわけです。

　このPRRを介した自然免疫と獲得免疫の直接的または間接的な活性化を応用したのがアジュバントなのです。

ワクチンの効き目を高めるアジュバント

　アジュバントの歴史は意外にも古く、1920年代にミネラルオイル、アルミニウム塩、微生物由来成分がアジュバントとして見出されました。

なかでも最もよく知られているものは「アルミニウム塩」で、1932年にジフテリアワクチンに用いられてから、これまでに百日咳、破傷風、HPV（ヒトパピローマウイルス）、肺炎球菌、B型肝炎など、多くのワクチンに使用されており、現在でも世界中で最も普及しているアジュバントです。日本では、最近まで承認されている唯一のタイプのアジュバントでした。その後、1997年にサメの肝油に含まれるスクワレンをベースとしたoil-in-waterエルマジョンタイプのアジュバント「MF59」がインフルエンザワクチンのアジュバントとして使用されるようになりました。

　ただし、がんワクチンのアジュバントとして考えた場合、アルミニウム塩は、細胞性免疫を誘導するTh1誘導型アジュバントというよりは、主に抗体を誘導するTh2誘導型アジュバントであるため、CTLの誘導が重要である抗がん効果にはあまり適していません。

　一方、MF59は、Th1、Th2両方の免疫応答を誘導し、特に抗原特異的な抗体産生を強く誘導することがわかっています。

樹状細胞の機能に着目したアジュバントがある

　現在流通しているアジュバントの多くは、このアルミニウム塩かoil-in-water基盤です。しかしながら、これらは抗体産生には有効ですが、細胞性免疫をサポートできていません。それは、樹状細胞のTLR（Toll様受容体）または他のPRR（パターン認識受容体）を標的にしていないためです。

　そこで開発されたのが、樹状細胞を活性化する「TLR3アジュバント」です。

　TLR3アジュバントは、樹状細胞のTLR（または他のPRR）を標的にしたもので、NK細胞、ヘルパーT細胞、CTLの増殖と活性化を惹起し、さらにB細胞のIgA抗体の構造の変化（IgAクラススイッチ）を促

第5章
個別の新生ペプチドワクチン合成

141

進し、IL-12、IFN-α／βなど教導的メディエーターも誘導します。

　また、従来のTLR3アジュバントは、サイトカイン毒性が問題とされていましたが、現在は、サイトカイン毒性のないTLR3アジュバントが開発されています。

　その他、樹状細胞の機能に着目したアジュバントとしては、「人工アジュバントベクター細胞」が考案されており、臨床応用に向けて開発が進められています。

強い抗がん効果を誘導するアジュバントがある

　アジュバントには、がん由来のものやエクソソーム、あるいは細菌由来のものなど、さまざまなものが利用されており、さらに、いろいろなものがアジュバントになり得る可能性を持っています。

　なかでも強い抗がん効果を誘導するアジュバントとして核酸（DNA、RNA、環状ジヌクレオチド）が注目されており、リポソーム化やナノ粒子化といった改良型の核酸アジュバントが次世代のアジュバントとして期待されています。

　現在、多くのアジュバントが開発されていますが、それらアジュバントによる獲得免疫応答の増強およびタイプは、アジュバントの種類によって異なります。

　では、どのようなものがあるのか、以下でいくつかご紹介しましょう。

CpG ODN

　DNA中に存在するシトシンとグアニンがホスホジエステル結合でつながったDNA配列をCpGモチーフといいますが、細菌やウイルスのDNAには特有の非メチル化CpGモチーフが存在します。このCpGモチーフを持ったDNAは、TLR9という受容体のリガンドです。

　免疫活性を持つ一本鎖のCpGオリゴ核酸（ODN）がこのTLR9に

アジュバントの作用機序

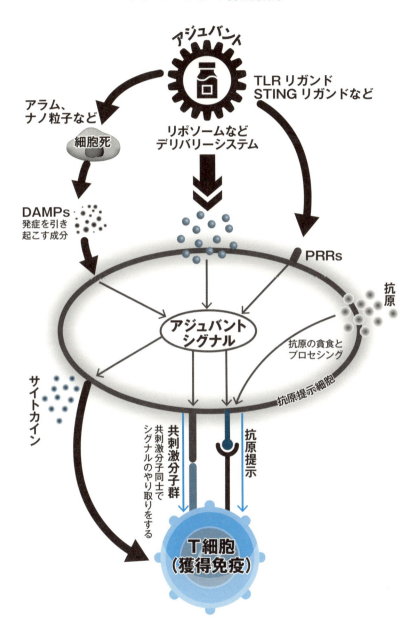

認識されると、1型IFNや炎症性サイトカインが産生され、B細胞の増殖や樹状細胞の成熟化などが促進され、強力なTh1型免疫応答が引き起こされ、増強されたCTLを誘導します。

STING リガンド

STINGは、自然免疫における細胞内DNAの認識とシグナル伝達に重要なタンパク質で、そのリガンドであるc-diGMPやcGAMPという分子は、抗原特異的抗体やCTLを誘導します。

また、甲殻類に含まれるキチンをアルカリ処理して得られるキトサンに、アジュバント効果があることも報告されています。すなわちキトサンが樹状細胞に取り込まれると、ミトコンドリアの傷害およびミトコンドリアDNAの放出が起こり、この放出されたDNAがcGAS-STINGという経路を介してアジュバント効果が誘導されるというものです。

サポニンベースのアジュバント

サポニンは朝鮮人参の成分の1種です。サポニンベースのアジュバントとしてはQS-21とISCOMと呼ばれるものがあり、前者はCTL、Th1型免疫応答を誘導し、後者は抗原を微小ミセル（多数の分子の集合体）に取り込むことでアジュバント効果をもたらします。

144

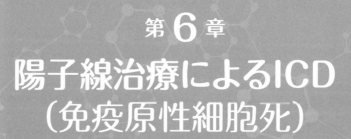

第6章
陽子線治療によるICD
（免疫原性細胞死）

1 免疫治療と陽子線治療の複合的がん治療

　放射線治療はがん種によっては根治治療の1つとされています。それでも、先進国のなかでは、受診率やマンパワーなどの点で後塵を拝しているのは否めません。しかし、粒子線治療（重粒子線・陽子線）の領域において、日本は世界のフロントランナーの役割を担っています。

　その粒子線治療の一つである陽子線治療には、X線やγ線による通常の放射線照射同様、細胞分裂中のがん細胞のDNAにダメージを与えてそれを叩く、局所的な抗腫瘍効果があります。さらに、陽子線治療などの放射線治療が全身の抗腫瘍免疫の活性化のトリガー（引き金）になり、転移巣などの離れた箇所にも奏功し得ることが究明されてきたのです。

　今回は、その陽子線治療と免疫チェックポイント阻害剤（免疫新薬）などを用いた免疫治療の相互作用による複合的がん治療をご紹介します。

1 アブスコパル効果とその測定

　陽子線の照射によって死滅、あるいは脆弱化した局所のがん細胞からは免疫刺激作用を有するタンパク質やがん抗原が放出され、それらを血液中のマクロファージや樹状細胞などが処理することで、がん特異的細胞傷害性Tリンパ球（CTL）が活性化されます。その結果、照射された箇所以外の遠隔部位のがんが縮小します。

　この効果は、アブスコパル効果と称されています。陽子線治療の効果は、がん局所に留まらず遠隔部位にも波及するのです（147ページ図参照）。このアブスコパル効果は、どのくらいの照射量に対してど

146

遠隔部位のがんも縮小するアブスコパル効果

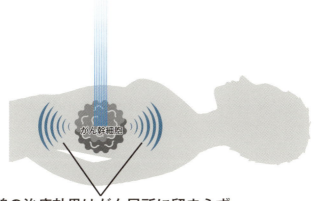

陽子線の治療効果はがん局所に留まらず、遠隔部位へも波及する

X線と陽子線の比較イメージ

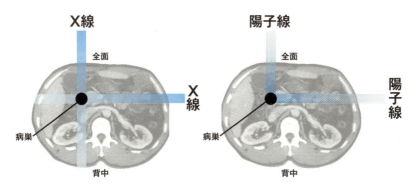

X線は、体表面に強く当たり、深部に入るほどエネルギーは弱まる。周囲の正常な細胞にも影響を及ぼす。

陽子線は、体の表面から一定の深さで最大のエネルギーをつくる事ができるので、正常な組織へのダメージが少ない。

の程度のCTLが誘導されるのかをカウントすることで、その効果測定が可能になります。

　また、陽子線の照射によって死滅したがん細胞からはストレスタンパク質であるHMGB1が出てきてきます。HMGB1は、CTLを誘導する樹状細胞を活性化させる働きがあります。

　陽子線治療は、ニボルマブやイビリムマブなどの免疫チェックポイント阻害剤との相性がよいこともわかってきました。海外では、免疫チェックポイント阻害剤と放射線治療の併用による免疫放射線治療によって、アブスコパル効果が高確率で生じたという報告もあります。

❷ 陽子線治療

　陽子線とは水素原子から電子を取り去った原子核を加速させた放射線です。水素原子から電子を引き離す際につくられる陽子を特殊な装置（加速器)によって加速させることで、がん細胞を破壊する力を持つ陽子線となります。

　x線やγ線を用いる従来の放射線治療は、体表面に強くあたり、深部に入るほどにエネルギーが弱まっていくため、体の深部にあるがんには全部届かず、最大の効果を発揮できないうえに、周囲の正常な組織にも影響を及ぼします。

　それに対し、体内への浸透力が大きい陽子線は、体表面から一定の深さで最大のエネルギーであるピーク（ブラックピーク)をつくることができます。また、このピークの位置をがんの形や位置に合わせて照射できるため、正常な組織の傷害を減らしながら、大きながんにも強い放射線を照射することが可能です(149ページ図参照)。

　陽子線治療を受ける条件は、

　①がん告知を受け、患者さん自身に陽子線治療を受ける意思がある

がん幹細胞を破壊する陽子線

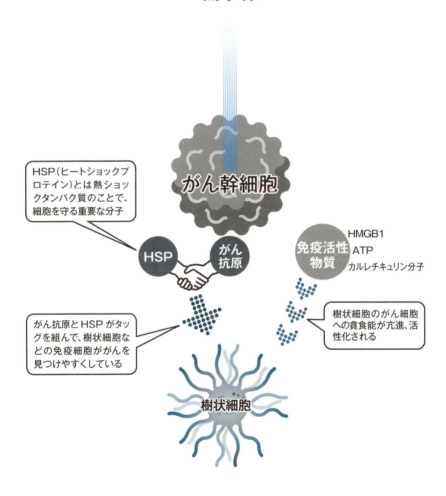

第6章 陽子線治療によるICD（免疫原性細胞死）

②他の臓器への転移がなく病巣が限られている

③原則として陽子線治療を受けようとしている部位に放射線治療を受けたことがない

④30分間横になって動かないでいられる

といったことが基本になります。

もちろん、すべてのがんが陽子線で治療できるわけではありません。がんの部位や大きさ、進行状態により、向いているがんと向いていないがんがあります。陽子線治療が向いているとされるのは、頭頸部がん、脳腫瘍、肺がん、肝がん、食道がん、膵臓がん、膀胱がん、前立腺がんなどの原発性がんや、肝転移、肺転移、リンパ節転移などの単発性の転移性腫瘍、骨軟部腫瘍、小児がんといわれています。

一方、陽子線治療が向いていないとされるのは、胃がんや大腸がんといった消化管のがんです。もともと、胃腸の粘膜は放射線によって潰瘍ができやすいため、一般にはいずれの放射線治療の対象にもなりません。また、がんが胃や腸と近接している場合も同様で、潰瘍のリスクを避けるために放射線治療が選択されないことがほとんどです。

また、陽子線治療は、外科手術や抗がん剤と併用することが少なくありません。たとえば、頭頸部は、外科手術による顔面の変容が大きな課題ですので、外見に影響を及ぼさない低侵襲の陽子線治療が積極的に検討されます。

肺がんは、通常の放射線治療ではリンパ節転移などがあると照射範囲が広範囲になり、正常な肺組織への影響は避けられません。が、陽子線治療であれば周囲への影響を抑えながらの治療が可能です。肝臓は、放射線の感受性が高いため、病巣以外に照射した場合に大きな影響が出てしまうことから、肝臓全体の負担を軽減しながら治療ができる陽子線治療に最も効果が期待されています。

患者さんの負担も少なく治療効果が高いがんの治療法ですが、普及には巨大な装置や施設、治療を行える医師の不足、高額な治療費など、さまざまな問題をクリアしなければなりません。効果の高いがん治療法が、早く普及する日が来ることを願います。

❸ ICD（免疫原性細胞死）

先に、放射線によるアブスコパル効果について述べましたが、抗がん剤にも同様に、本来の作用とは別の抗腫瘍効果を発揮させる作用があることがわかってきました。抗がん剤にはがん細胞を退縮させる他に、免疫応答を誘導してがん細胞を叩く作用があるのです。これは免疫原性細胞死（Immunogenic cell death:ICD）と称され、放射線治療によっても誘導されることが報告されています。

ICDの作用としては、2つの機序が考えられています。1つは、樹状細胞の活性化です。カルレチキュリン分子（小胞体シャペロン）ががん細胞の表面へ露出されることで、樹状細胞によるがん細胞への貪食能が亢進されるのです。もう1つは、ヒートショックプロテイン（HSP）の細胞表面への露出です。HSPは腫瘍抗原と複合体を形成することで、樹状細胞による抗原の取り組みを促進させます。

つまり、抗がん剤、あるいは放射線による腫瘍細胞死にともなう自然免疫活性が、抗原提示細胞の免疫原性を高め、CTLの応答を惹起するのです。がん抗原とHSPが強力タッグを組んで、樹状細胞などの免疫細胞がん細胞を見付けやすくする。その結果、抗腫瘍免疫の機能によって抗腫瘍効果を発揮させる。それがICDというわけです。

また、先述のHMGB1やカルレチキュリン分子、そしてATP（アデノシン三リン酸）……といった免疫活性物質は、樹状細胞の活性化を促します（151ページ図参照）。

これまで、直に抗腫瘍効果を発揮する抗がん剤は免疫応答とは無

関係だと考えられてきました。また、抗がん剤治療後の免疫治療は、疲弊した免疫に活性を促すことになるので否定的な意見もありました。ところが、昨今、抗がん剤が腫瘍免疫修復を介した抗腫瘍メカニズムを有していることが究明され、抗がん剤治療後での免疫治療はその効果を発揮しやすいと報告されています。その理論的根拠として、やはりICDが挙げられます。

今後、ICDを指標としたバイオマーカーが同定されれば、個々の抗がん剤による免疫原性誘導能が定量化できるようになると考えられています。さらに、免疫治療との併用に適した抗がん剤がわかってくるのかもしれません。

❹ 複合的がん治療

当クリニックを受診する患者さんには転移がんを抱えた方が少なくありません。陽子線治療を受けるためには、他の臓器への転移がなく、病巣が限られていることが1つの条件になっていますが、がん転移、とりわけ多発転移の場合には陽子線治療と免疫治療の併用が良策です。

当クリニックでは、3段階の治療で多発転移を叩くことを実践しています。

まず、最初に原発巣と多発転移巣に免疫チェックポイント阻害剤や樹状細胞治療などの免疫治療を行って、全身への免疫的制圧を目指します。2〜3回ほど行った後、免疫解析による病勢の把握を行います。そして、この免疫治療でがんが退縮している、あるいは増殖が止まっているといった制圧が確認できれば、他の医療施設での陽子線治療へと移行します。それから、最後に再び免疫治療を行います。

陽子線治療の前に、免疫治療を行うのは、最初に陽子線を照射し、その後に免疫治療を行って、もしも効果が乏しければ、陽子線治療に

152

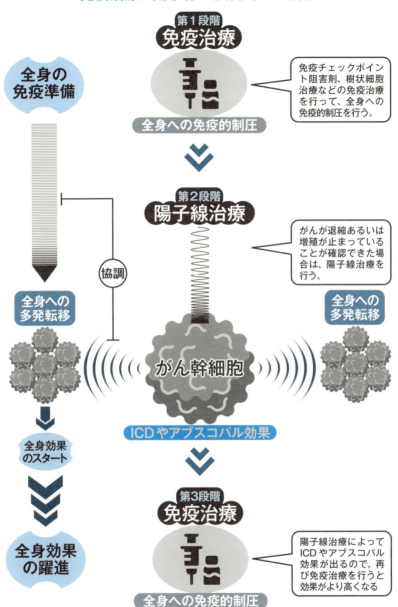

よって原発巣が退縮しても、多発している転移巣は悪化してしまう
からです。また、陽子線治療の後に、もう一度免疫治療を行うのは、陽
子線治療によってICDやアブスコパル効果が生まれ、免疫チェック
ポイント阻害剤などによる効果がより高くなるからです。

　こうして、陽子線治療により誘導される抗腫瘍免疫をさらに増強
し、局所に留まらない全身的制圧を図ります。つまり、まず主体とな
る免疫治療として免疫チェックポイント阻害剤などで、病状を"整備"
するために原発巣を叩き、かつ全身への免疫的制圧を図るためのト
リガーとして陽子線を照射するのです。

　たしかに陽子線治療は局所療法ですが、転移を抑制できる全身療
法と捉えることもできるのです。私は、長年にわたり培ってきた免疫
治療の知識・技術と、陽子線治療を用いた全身治療を組み合わせた免
疫陽子線治療にも地道に取り組んでいきたいと考えています。

第6章

陽子線治療によるICD（免疫原性細胞死）

◉おわりに◉

状況が悪い時の短期集中がん治療の可能性

体の状況を改善しながら、本書で紹介した免疫検査から始まる最適化したがん治療を集中的にできれば、道は拓けます。

> ## ポイント
> 悪質液の克服
>
> 免疫抑制の解除
>
> 浮腫や末梢循環の改善

体力の低下・倦怠感・持続する発熱など病状悪化は日常生活を障壁するばかりでなく、がん治療そのものの継続にも支障をきたします。そこで、論理的に改善する方法を熟考します。

①膵臓がんにせよ大腸がんにせよ、肝臓転移をはじめ転移が拡大するとさまざまな臓器の正常機能が損なわれ、全身状態が悪化します。このような状況は代謝異常である悪液質によってさらに悪化します。タンパク質・脂質・糖質など、生きて行く上で必要な栄養素ががん細胞に優先的に使われてしまい、さらにがん細胞から出る老廃物によって、顔色・筋力・食欲なども悪化してしまいます。この進行がん特有の悪液質は、血液解析をし、必要に応じた薬物の投与を行うことで改善する可能性があります。

②がん細胞にとって大敵なのは免疫細胞からの攻撃なのですが、がん細胞は進行するにつれ、この免疫細胞の攻撃力を削いでしまいます。

これを免疫抑制といいます。この抑制を解除する薬が抗PD-1抗体薬や抗CTLA-4抗体薬を主とする免疫チェックポイント阻害剤です。このようにして免疫抑制を解除することにより、患者さん自身の免疫細胞ががん細胞を攻撃することが可能になります。自身の免疫細胞が弱っている場合は、体外培養によって回復することも技術的に実現します。

③悪液質物質の排除や免疫細胞の運搬は末梢血管やリンパ管によって行われています。もし、浮腫があったり全身の血液の流れが滞っていれば、重金属系毒素の蓄積が亢進してしまい、細胞内代謝にも異常をきたします。その結果、免疫や栄養代謝にとって重要なアミノ酸シグナルに不都合が起きるばかりでなく、悪液質の改善や免疫的抗がん作用に支障が生じてしまいます。必要に応じて、浮腫や血液循環を改善するための薬剤や超音波治療を併用することで、状況好転の一助となると考えます。ここにあげた悪液質・免疫抑制・血液リンパ循環障害は相互に関連し、病状の悪化を増幅しています。例えば、乳酸の蓄積やがん代謝制御因子MYCは免疫細胞の活性化を抑制して、がん細胞の活動を自由にしています。あるいは肺炎でもないのに不明な発熱があるなどの持続する炎症も、悪液質や免疫抑制を助長してしまいます。

患者さんの病状の悪化に何が関与しているかをしっかり精査して、改善に必要な戦略を論理的に立案することが第一歩です。時期を逸せず、短期間にかつ確実に実行することができれば、状況好転のチャンスがあると考えます。

星野泰三

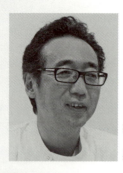

著者紹介

星野泰三（ほしの たいぞう）

　医学博士。1988年、東京医科大学卒業。東京医科大学大学院で腫瘍免疫を研究。

　1994年、「がん化学療法による骨髄抑制の克服」で医学博士号を取得。その後、米国国立衛生研究所（NIH）血液内科でフェローシップを受け、がん遺伝子治療の研究、再生不良性貧血の原因解明に関する研究、さらに先天性再生不良性貧血の原因究明につき米国血液学会ワークショップに従事。

　1996年帰国後、QOLを重視した腫瘍免疫を臨床的に探求する。2002年、細胞治療を専門とするプルミエールクリニックならびに中央研究所を設立。同クリニック院長就任。2010年、画期的な免疫療法の開発を目指した未来研究所を設立。2015年、2つの研究所をAstron Instituteとして統合し、特定細胞培養加工物製造事業者として厚生局より認定を受ける。

【主な著書】

「統合医療でガンを防ぐ、ガンを治す」（角川書店）、「スーパー免疫人間に生まれ変わる法」（講談社）、「免疫力をしっかり高めるコツがわかる本」（学研）、「余命6ヶ月からスタートするがん治療」「がんのプレシジョン免疫学」（東邦出版）、「新生ペプチドとがん免疫新薬の力」「成功する脳のつくりかた」（青月社）など多数。

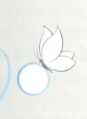

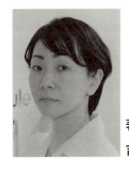

著者紹介

吉田朋子（よしだ ともこ）

　2001年東京医科歯科大学医学部保険衛生学科検査技術学専攻卒業。卒業後、東京医科歯科大学眼科学教室、東京医科歯科大学寄付講座ナノメディスン（DNP）において眼免疫、血管再生研究に従事。

　2008年にInternational Vascular Biology Meeting Travel Awardを、2009年にWorld Congress on Inflammation, IAIS Poster Awardを受賞。2010年、「ヒト大網由来最小血管内皮細胞を用いた血管構築」の研究で博士（学術）を取得。また、2010年よりプルミエールクリニック付属未来研究所部長に就任し、2015年プルミエールクリニック付属研究所Astron Institute所長に就任。同年10月にプルミエールクリニック付属研究所Astron Instituteが再生医療等の安全性の確保等に関する法律の規定により細胞培養加工施設として許可を受ける。

【学会発表】
(11th AACR-JCA Joint Conference on Breakthroughs in Cancer Research. Hawaii, USA, 2019 February) Tomoko Yoshida, Taizo Hoshino. Immunological analysis for personalized immunotherapy in cancer patients.

【論文】
"Therapeutic Angiogenesis by Implantation of a Capillary Structure Constituted of Human Adipose Tissue Microvascular Endothelial Cells." Arterioscler. Thromb. Vasc. Biol 30. 1300-1306 (2010)、"Pigpen a nuclear coiled body component protein is involved in angiogenesis." Cancer Science 101(5). 1170-1176 (2010)

ゲノム時代のがん治療

2019 年 7 月 8 日　第 1 刷

定　　　　価：本体 1200 円＋税
著　　　　者：星野泰三／吉田朋子
発　行　所：株式会社 青月社
　　　　　　〒 101-0032　東京都千代田区岩本町 3-2-1 共同ビル 8 階
　　　　　　電話　03-6679-3496　FAX 03-5833-8664
　　　　　　http://www.seigetsusha.co.jp/
制 作 協 力：株式会社レクスプレス
印 刷 ・ 製 本：株式会社シナノ

ⒸTaizo Hoshino ／ Tomoko Yoshida 2019 Printed in Japan
ISBN978-4-8109-1331-6

定価はカバーに表示してあります。落丁・乱丁はお取り替えいたします。
本書に訂正があった場合、上記 HP に訂正された内容を掲載いたします。

本書および本書の付属物を無断で複写（コピー）、引用することは著作権法上での例外を除
き禁じられています。また、代行業者等の第三者に依頼してスキャンやデジタル化すること
は、たとえ個人や家庭内の利用であっても一切認められません。